D1994243

INFEKTION UND ABWEHR BAND 1

Hans Dieter Brede

INFEKTION UND ABWEHR

KOMPENDIUM DER INFEKTIONSKRANKHEITEN

BAND 1

PATHOGENESE UND THERAPIE DER INFEKTIONSKRANKHEITEN

© 1993 by ratiopharm GmbH & Co., Ulm
Alle Rechte vorbehalten

Autor:
Prof. Dr. med. H. D. Brede, Langen

Herausgeber:
Prof. Dr. med. H. D. Brede, Langen,
in Zusammenarbeit mit
ratiopharm GmbH & Co., Ulm

Konzeption und Gestaltung:
Werbeagentur Daub GmbH, Stuttgart

Illustrationen:
Archiv H. D. Brede (8), GEMEDchart Präsentationsmedien (18)

Projektmanagement:
Bertelsmann Medien-Service GmbH, Gütersloh

Erscheint im Verlag
MCS Medien Creativ Service GmbH, Hamburg
Producing: Wolfgang Glöss, Hamburg

Printed in Germany
ISBN 3-928228-12-9

Vorwort zur ersten Auflage

In einer Zeit, in der Ideologen das Sagen haben und Fachleute skeptisch beurteilt werden, in der Infektionskrankheiten als Ereignisse der Vergangenheit eingestuft werden und Wissen oftmals durch ideologische Spekulationen ersetzt wird, ist es ratsam, auf die Tatsachen zurückzugreifen. Deutschland ist ein Land mit mehr als 900 Millionen Grenzüberschreitungen pro Jahr, ein Land der Mitte, des Durchganges, des Verkehrs und Handels. Daraus ergibt sich zwangsmäßig, daß sich in diesem Lande auch alle Infektionen der Welt einfinden können. Es ist deshalb unumgänglich, sich den Infektionskrankheiten wieder zuzuwenden. Da die schnellen Verkehrswege jederzeit auch Tropenkrankheiten in unsere Gebiete bringen können, haben wir diese bisher oft stiefmütterlich behandelte medizinische Fachrichtung in unsere Texte integriert.

Mikroorganismen sind für Arzt, Zahnarzt, Tierarzt und Naturwissenschaftler wichtig, weil sie infizieren und Krankheiten verursachen können. In den meisten Textbüchern wird jede Mikrobe und ihre Auswirkung einzeln abgehandelt. Meist findet man einige allgemein gehaltene Kapitel über die Eigenschaften der Mikroorganismen, über natürliche und erworbene Resistenz und wird danach mit unvermeidbaren Wiederholungen anhand der Symptomatik Krankheit für Krankheit informiert. In diesem 6-bändigen Kompendium gehen wir andere Wege. Im Band 1 werden die der Infektion und der Pathogenität zugrundeliegenden Mechanismen und die Grundlagen der Behandlung zusammenfassend abgehandelt. Die Begründung dafür liegt in der Tatsache, daß z. B. das Eindringen der Mikroorganismen in den Körper, ihre Verbreitung durch die Gewebe, die Rolle der Immunantwort, der Toxine und Phagozyten grundsätzlich für Viren, Bakterien, Pilze und Protozoen gleich sind. Band 1 behandelt also die Grundlagen der Pathogenität und der Therapie. In ihm sollen die Grundsätze der Reaktionen eines Körpers auf eine Infektion aber auch die Reaktionen des infizierenden Mikroorganismus auf seinen Gastgeber geschildert werden. Spezielle Informationen über die Mikroorganismen und Krankheiten finden sich in den folgenden Bänden, die nach Organen geordnet sind.

Dieses Kompendium soll praktizierende Ärzte über Infektionskrankheiten schnell und übersichtlich informieren. Es soll weiterführende Textbücher der Infektiologie, Medizinischen Mikrobiologie und Hygiene nicht ersetzen. Technische Verfahren (z. B. Nährböden) werden nur insoweit erwähnt, als sie für das Vorgehen und Verständnis des praktizierenden Arztes erforderlich sind. Die Bewertung der Laboratoriumsresultate durch den behandelnden Arzt, Diagnose, Therapie und Prophylaxe sind Schwerpunkte dieses Kompendiums, das „praktisch für Praktiker“ sein soll.

Arzneimittel werden unter ihren generischen Namen aufgeführt, um dem behandelnden Arzt die Möglichkeit zur Auswahl zu geben.

Der erste Band ist von mehreren Autoren zusammengestellt worden, die namentlich vor ihren Beiträgen genannt sind. Zu besonderem Dank ist der Herausgeber Herrn Prof. Dr. Dr. h. c. W. Köhler, Jena, für seinen Beitrag über Toxine und ihre Reaktionen verpflichtet. Desweiteren bedanke ich mich bei Herrn Dr. C.-D. Bauermeister, Frau Dr. Ch. Wagner, Fachärzte für Mikrobiologie, und Herrn Thums für ihre Beiträge, bei Herrn Dr. med. K. Lichtenberger für das Lektorat und bei Herrn Würdemann für sekretarielle Hilfe.

Frankfurt im August 1993

Prof. Dr. med. H. D. Brede

Inhaltsangabe

Seite

1. Grundbegriffe der Infektionslehre

(H. D. Brede)

Parasitismus
Symbiose
Commensalismus

Verbindungen zwischen verschiedenen Organismen können parasitär sein. Dabei zieht einer Vorteile auf Kosten des anderen. Sie können auch symbiotisch oder mutualistisch sein, wenn beide von ihrem Zusammenleben Vorteile haben. Zwischen Parasitismus und Symbiose steht der Commensalismus, bei dem nur ein Lebewesen Vorteile empfängt, dem anderen aber kein Schaden zugefügt wird. Ein derartiges Commensalen-Verhältnis ist meist labil. Es kann parasitisch oder auch symbiotisch werden.

Allgemeine Infektionen, z. B. Masern, Tuberkulose, Typhus abdominalis sind deutliche Beispiele eines Parasitismus. Andererseits ist die Mikroflora, die den Magen von Rindern oder den Dickdarm von Kaninchen bewohnt, eindeutig symbiotisch, weil sie für Ernährung und Wohnangebot ihren Gast mit Nährstoffen versorgt, die sie z. B. aus Zellulose aufschließt. Symbiotische Verbindungen bestehen vermutlich auch zwischen dem Menschen und seinen Mikroben. Sie sind aber weniger deutlich ausgeprägt. So können die Bakterien im Darmtrakt des Menschen theoretisch nützlich bei der Versorgung mit einigen Vitaminen sein. Es besteht jedoch kein Beweis dafür, daß sie unter normalen Lebensumständen sehr wichtig sind. Bei fehlernährten Menschen können jedoch die Vitamine, die von der Darmflora hergestellt werden, von Bedeutung sein. Es ist bekannt, daß sich bei Personen mit einem subklinischen Vitamin B_1 (Thiamin)-Mangel klinisch Beri-beri nach Behandlung mit oralen Antibiotika einstellen kann, weil die Antibiotika die Darmflora unterdrücken, die Thiamin synthetisiert.

Mikroben und Hautoberfläche

Bakterien auf der Haut des Menschen haben sich ganz besonders an diese Umgebung angepaßt und erscheinen zunächst als Commensalen. Sie genießen Schutz und Nahrung (Sebum, Schweiß, Salze). Im allgemeinen sind sie nicht schädlich. Betrachtet man die Hautoberfläche mit einem Raster-Elektronenmikroskop, dann sieht man Bakterien, wie Staphylococcus albus und Corynebacterium acnes in kleinen Kolonien über eine mondartige Landschaft verstreut. Diese Bakterien können reduziert, aber niemals zu 100% eliminiert werden. Sie kommen in größerer Zahl in den feuchteren Hautregionen (Achselhöhle,

Ellenbeuge, Leiste) vor. Die Trockenheit des Stratum corneum macht die Haut für die meisten Bakterien zu einem ungeeigneten Umfeld. Die Absonderungen der Schweißdrüsen werden von Hautbakterien abgebaut. Dabei entstehen Amine und Substanzen wie 16-Androstensteroide, die einen Körpergeruch verursachen, den der moderne Mensch als offensiv empfindet. Aus diesem Grunde werden Deodorantien, die Aluminium-Salz enthalten, um das Schwitzen zu vermeiden, außerdem auch noch Antiseptika, um das Wachstum von Bakterien zu verhindern, häufig in der Achselhöhle angewandt. Der Körpergeruch war in der Vergangenheit von großer Bedeutung im sozialen und sexuellen Leben. Nicht alle Körper-Düfte werden von Bakterien hergestellt. Die Hautbakterien tragen jedoch zu den meisten Körpergerüchen bei und sollten deshalb eigentlich eher als symbiotisch verstanden werden. Außerdem ist bewiesen, daß die harmlosen Hautbakterien das Wachstum anderer pathogener Mikroorganismen verhindern. Auch dies spricht für eine Symbiose.

Mikrobenvermehrung

Von großer Bedeutung ist die Fähigkeit eines Mikroben, sich zu vermehren. Kann er sich nicht vermehren, nennen wir ihn tot oder nicht lebensfähig. Die Fähigkeit, sich von Gast zu Gast auszubreiten, ist von großer Bedeutung. Die Übertragung kann horizontal innerhalb einer Spezies stattfinden. Dabei infiziert ein Individuum ein anderes durch Kontakt oder z. B. durch Insektenübertragung. Andererseits kann die Transmission innerhalb einer Spezies auch vertikal stattfinden. Dabei infizieren die Eltern ihre Nachkommen entweder durch Sperma, durch das Ei, die Plazenta, Milch oder wieder durch Kontakt. Gelingt die Übertragung nicht, so ist dies gleichbedeutend mit dem Aussterben des Mikroben. Abbildung 1 gibt einen Überblick über die horizontale und die vertikale Ausbreitung (Transmission) von Keimen.

Horizontale Transmission

Vertikale Transmission

Ein Infizierter kann z. B. Influenza oder eine Erkältung auf eine Menge anderer Individuen in weniger als einer Stunde übertragen, wenn er sich in einer größeren Menschenmenge befindet. Dies trifft besonders zu, wenn sich diese Menschen in einem geschlossenen Raum (Wartezimmer, Verkehrsmittel) befinden. Eine venerische Infektion muß ebenfalls von Person zu Person übertragen werden, wenn der Verursacher fortbestehen soll. Dabei findet die Transmission auch bei aktivstem und häufig wechselndem Geschlechtsverkehr bei weitem nicht so schnell statt, wie bei der Tröpfchen-Infektion der Influenza. Setzt man voraus, daß Menschen mit einer Geschlechtskrankheit nur ein Verhältnis mit einer einzigen Person eingehen, dann könnte sich die Häufigkeit einer derartigen Geschlechtskrankheit in einer Lebenszeit nur verdoppeln: sollte die infizierte Person sterben, wäre der ursächliche Keim eliminiert. Daraus läßt sich folgern, daß Geschlechtskrankheiten auf mehr als ein Mitglied der Gesellschaft übertragen werden müssen, wenn sie auf Dauer bestehen bleiben sollen. Je größer die sexuelle Promiskuität, je größer die Zahl der sexuellen Partner, desto auffälliger werden derartige Infektionen.

Mikroorganismen und Krankheiten

Nur eine sehr kleine Anzahl aller in der Welt vorhandenen Mikroorganismen verursacht Krankheiten oder pathologische Veränderungen. Eine enorme Anzahl von Bakterien lebt im Mund und im Darmtrakt, an den Zähnen und auf der Haut. Die meisten der etwa 150 Viren, die einen Menschen infizieren können, verursachen bei der Mehrzahl der befallenen Personen, trotz Invasion in Zellen und Gewebe, keine sichtbare Erkrankung. Dies kann man eigentlich erwarten; denn vom Standpunkt der Evolution müssen erfolgreiche Mikroben ihre Ausrottung vermeiden, müssen sich vermehren und Nachkommen hinterlassen. Ein erfolgreicher Parasit strebt danach, von seinem Gast soviele Vorteile wie möglich zu erlangen, ohne zu viel Schaden zu verursachen. So erklärt sich, daß die meisten pathogenen Mikroorganismen nur eine kleine Anzahl der Infizierten tatsächlich erkranken lassen. Man kann davon ausgehen, daß auf einen Fall typischer klinischer Poliomyelitis über 1.000 weitere Infizierte vorkommen, die teilweise gar keine Symptome, oder unspezifische, etwa die einer Erkältung, zeigen. Das Poliomyelitis-Virus wird fäkal-oral übertragen. Unter normalen Umständen verursacht es eine subklinische Darminfektion. Nur in Ausnahmefällen dringt dieses Virus in das Zentralnervensystem ein und verursacht Meningitis, gelegentlich Paralyse und ganz

Abb. 1: Horizontale und vertikale Transmission von Infektionen

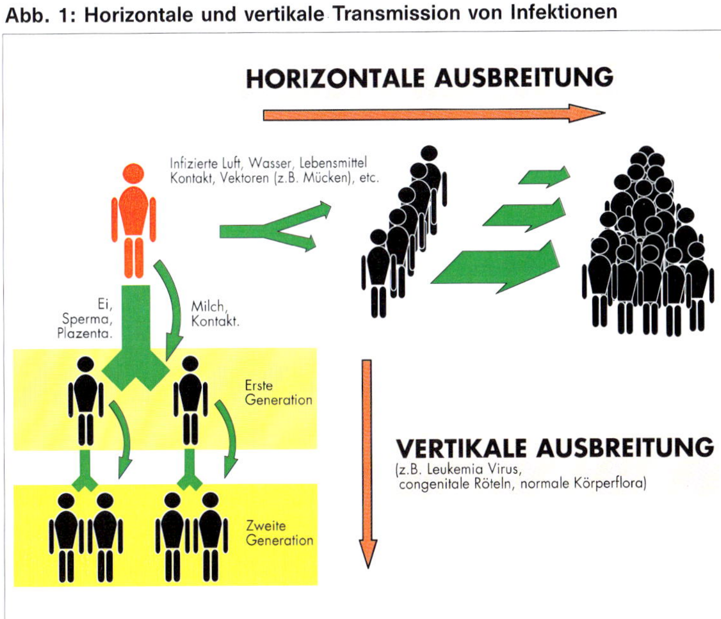

selten den Tod. Die Vermehrung des Virus im Hirn ist für die Übertragung zum nächsten Gast unnötig. Wenn sie zu oft vorkommt, wird die Gast-Spezies reduziert und das Virus geht mit seinem Gast unter. Seit langem etablierte Infektionserreger zeigen allgemein eine balancierte Pathogenität in ihrem Gast. Sie verursachen so wenig Schaden wie möglich, vermehren sich und werden aus dem Körper ausgeschieden.

Ausgewogene Pathogenität

Balancierte Pathogenität

Als Beispiel für eine ausgewogene oder balancierte Pathogenität sei die natürliche Evolution der Myxomatose im australischen Kaninchen angeführt. Nach der zur Ausrottung der überhandnehmenden Kaninchenplage durchgeführten ersten erfolgreichen Einführung dieses Virus im Jahre 1950 starben mehr als 99% der infizierten Kaninchen. In der Folgezeit entwickelten sich neue Virusstämme, die weniger letal waren. Nun starben weniger infizierte Kaninchen, die Gastspezies wurde schwächer dezimiert, die infizierten Kaninchen überlebten länger. Dementsprechend bestand eine stärkere Chance für die Übertragung des Virus auf nicht infizierte Tiere. Das schwächer pathogene Virus wurde während der Evolution in der Kaninchenbevölkerung selektiert. Mit der Zeit verdrängte es das ursprünglich stark letale Virus. Gleichzeitig veränderte sich der Charakter der Kaninchenbevölkerung. Tiere, die genetisch empfänglicher für eine Infektion waren, starben aus.

Beim Menschen findet man ähnliche Vorgänge, wenn man historische Pandemien (z. B. Englischer Schweiß, Lepra, Cholera) vergleicht. Auch hier kommt es inzwischen zu einer balancierteren Pathogenität. Im Widerspruch zu diesen Beobachtungen scheint zunächst das Tollwut-Virus zu stehen. Die Infektion erfolgt klassisch durch den Biß eines tollwütigen Tieres. Die sich entwickelnde Krankheit ist im Menschen nahezu immer tödlich. Über Jahrhunderte hat dieses Virus sich für den Menschen nicht in der Richtung einer geringeren Virulenz verändert. Man muß jedoch bedenken, daß der Mensch ein unnatürlicher Gast für das Tollwut-Virus ist. Es bleibt in der Natur in einer weniger pathogenen Art in Tieren erhalten, z. B. in Fledermäusen und in Stinktieren (Skunk). In diesen beiden Tieren verursacht das Tollwut-Virus eine verhältnismäßig harmlose Infektion und wird über lange Perioden im Speichel ausgeschieden, durch dessen Übertragung andere Individuen infiziert werden. Derartige Infektionen sind aus der Sicht des Virus Unglücksfälle, die zur Vernichtung des in der Natur nicht vorgesehenen Gastes führen.

Infektion und ausgewogene Pathogenität

Das Konzept der balancierten Pathogenität läßt Infektionskrankheiten besser verstehen. Viele Infektionen haben dieses ideale Stadium noch nicht erreicht. Zur Zeit erleben wir ein typisches Beispiel im Auftreten von AIDS. Typisch für hochpathogene

Agenzien ist, daß sie sich ursprünglich in einer begrenzten Region ausbilden. Dort rotten sie alle genetisch empfänglichen Individuen zunächst aus und entwickeln sich in Richtung auf eine balancierte Pathogenität. Kommt es dann später zu einer Verbreitung in neue, bisher nicht heimgesuchte Gebiete, etwa in einem neuen Kontinent, stößt das Virus hier auf eine andersgeartete Bevölkerung, in der es sich viel heftiger bemerkbar macht. Beispiele für diesen Vorgang sind die Ausbreitung der Tuberkulose von weitgehend resistenten Europäern auf empfängliche Afrikaner oder nordamerikanische Indianer. Ein umgekehrtes Beispiel stellt das Gelbfieber dar, das besonders pathogen die nicht selektionierten erwachsenen Europäer befällt. Menschen-Pathogenität hat keine Konsequenzen für Mikroorganismen, deren natürliches Wohngebiet in anderen Spezies liegt. Aus diesem Grunde haben sich Zoonosen wie die oben bereits erwähnte Tollwut, das Fleckfieber, die Pest, Leptospirosen und Psittakose in ihrer Pathogenität dem Menschen gegenüber kaum verändert. Das gleiche gilt für Brucellose, Q-Fieber und Milzbrand. Im Zuge der Besiedlung aller Teile der Erde durch den Menschen kommt es gelegentlich zum Übergang von Mikroben von einem exotischen Tier auf den Menschen. Dabei entwickeln sich zunächst meist sehr schwere und tödliche Krankheitsbilder im Menschen. Beispiele hierfür sind das Lassafieber und die Marburg-Krankheit. Jedoch hat das Lassafieber innerhalb von 30 Jahren seine zunächst erschreckende Pathogenität bereits merklich reduziert.

AIDS

Tuberkulose

Zoonosen

Lassafieber

Adaptionen

Andererseits kann sich ein Mikroorganismus von einer Gast-Spezies an eine andere adaptieren. Jede Infektion hat einen Ausgangspunkt. Dieser wurde in der Vergangenheit oft spekulativ angepeilt. Heute bietet die Bestimmung der Kernsäuresequenzen Sicherheit gegen Spekulationen. Masern, die sich nur im Menschen halten, hätten in der paläolithischen Periode mangels zur Verfügung stehender Wirte (geringe Zahl der Menschen) nicht bestehen können. Sie haben sich wahrscheinlich erst später aus dem nahe verwandten Rinderpestvirus entwikkelt, das damals bereits in der reichlich vorhandenen Rinderpopulation bestehen konnte. Neue für den Menschen infektiöse Influenza-Viren entstehen laufend in Vögeln, und das AIDS-Virus, die Pest der Gegenwart, hat sich aus Affenviren entwickelt.

Vermehrung von Mikroorganismen

Im Vergleich zu Wirbeltieren vermehren sich Mikroorganismen unglaublich schnell. Die Generationszeit eines Durchschnittsbakteriums beträgt weniger als eine Stunde im Vergleich zu 20 Jahren für einen Menschen. Wirbeltiere sind während ihrer Hunderte von Millionen Jahre dauernden Evolution anhaltend mikrobiellen Infektionen ausgesetzt gewesen. Sie haben ein Immunsystem entwickelt, das sie überleben läßt. Wäre diese Abwehr absolut omnipotent, dann würden kaum noch Infektionen beobachtet werden. Wir befinden uns aber noch immer im

Verlauf der Schöpfung und müssen neue Begegnungen mit bisher unbekannten Mikroorganismen erwarten und zusätzlich mit Mikroorganismen rechnen, die die Immunabwehr umgehen oder unterlaufen; denn unsere Immunabwehr ist nicht unfehlbar. Dies macht die moderne Infektiologie zu einer spannenden, fast zu einer kriminalistischen Wissenschaft.

Infizierte Welt

Eine infizierte Welt

Protozoen
Bakterien
Viren
Bakteriophagen

Wir müssen uns damit abfinden: Wir leben in einer infizierten Welt. Horden anderer legitimierter Bewohner sind Protozoen, Bakterien, Viren und Bakteriophagen. Diese anderen Bewohner darf man nicht als überflüssig betrachten. Sie gehören zum Leben. Wir erstreben eine Art Gleichgewicht der Kräfte. Pandemien der Vergangenheit, zum Beispiel Pest und Influenza haben gezeigt, wie intensiv der Kampf seitens dieser anderen zahlreichen Einwohner unserer Welt geführt werden kann – es ist aber ihre Welt so gut wie unsere.

Um unseren Platz in der Welt zu behaupten, müssen wir untersuchen, wie wir diesen Bedrohungen begegnen, wie wir sie vereiteln können. Untersuchungen, die diesem Ziel dienen, sind ein wesentlicher Bestandteil der Epidemiologie. Erkrankungen kommen und gehen. Man kann von einer Periodizität sprechen. Als Beispiel können die verschiedenen Pandemien der Pest, der Cholera und des Englischen Schweißes angeführt werden. Sehr deutlich liegen die Verhältnisse bei den Masern, bei denen die in Abständen erfolgenden Ausbrüche von der Zahl der gefährdeten, nicht immunen Kinder abhängt. Hier läßt sich die Wirkung von Massenimpfungen gut belegen. Das Masern-Virus ist so infektiös, daß ihm nichtimmune Menschen kaum entkommen. Aus diesem Grund hilft eine Durchimpfung wenig, wenn sie nicht die Gesamtheit einer Bevölkerung betrifft.

Periodizität von Infektionskrankheiten

Periodizität der Infektionskrankheiten

Infektionskrankheiten treten regel- oder unregelmäßig mit Zeitintervallen auf, die von der jeweiligen Immunität einer Bevölkerung abhängig sind. Dabei kann sich der Infektionserreger selbst verändern oder die Zahl der empfänglichen Bewohner eines Gebietes verändert sich so, daß sie einen neuen epidemischen Krankheitsausbruch bewirkt. Dies trifft z. B. bei den Masern zu. Ein ähnliches Auftreten in Intervallen kann auch bei Röteln beobachtet werden. Diese Krankheiten werden in regelmäßigen Abständen in Epidemien auftreten, sobald die Zahl der Anfälligen durch Neugeborene wieder ansteigt. Wenn keine zusätzliche Immunisierung stattfindet, ergibt sich ein natürlicher Rhythmus. Epidemien treten in regelmäßigen Abständen auf, die von der Immunitätslage der Bevölkerung abhängen.

Im Gegensatz zu den Masern greift bei der Influenza die Veränderung des Antigen-Musters des Virus selbst in die Periodizität der Erkrankung ein. Anders als das stabile Masern-Virus sind die Influenza-Viren sehr variabel. Zwei Antigene befinden sich auf der Virusoberfläche: Hämagglutinin (H) und Neuraminidase (N). Veränderungen dieser Antigene sind häufig. Sie können sich in Form geringfügiger Sequenzverschiebungen der Aminosäuren als „drift" oder auch sprungartig in Form völlig neuer Oberflächenantigene als „shift" äußern. Beim „drift" handelt es sich um geringfügige Veränderungen, beim „shift" um massive. „drift" kann innerhalb einer Bevölkerung durch Antikörper entstehen, so daß das Virus durch geringfügige genetische Veränderungen trotz Antikörpern weiterbestehen kann. Dabei kann es zu Kreuzreaktionen kommen. Impfstoffe können weiter eine mäßige Wirkung haben. „drift" verursacht keine schweren Epidemien. Ganz anders ist es beim „shift". Hier bestehen keine Kreuzreaktionen zu vorhandenen Hämagglutininen oder Neuraminidasen. H-1 hat keine Verbindungen zu H-2 oder zu H-3, N-1 nicht zu N-2 oder N-3. Wahrscheinlich entsteht ein „shift" durch Rekombination eines menschlichen Virus mit einem tierischen, z. B. in Schweinen oder Zugvögeln. Vorstellbar ist, daß es mehrere fixierte Influenzavirustypen gibt, z. B. ein 1918-Virus, ein 1957-Virus, ein 1968-Virus. Sobald eine Bevölkerung mit Antikörpern gegen eines dieser Viren ausstirbt, kann dieses wieder die Führung übernehmen, weil eine jüngere, anfällige Bevölkerung heranwächst. So kann man sich erklären, daß ein Antigentyp Ausbrüche auslöst, die viele Jahre voneinander getrennt sind. Dementsprechend erfordert die Bekämpfung der Influenza eine dauernde Beobachtung der epidemiologischen Entwicklung und praktisch für jede Saison neue Zusammenstellungen der Impfstoffe.

Influenza

drift
shift

Epidemiologie

Epidemiologie

Unter Epidemiologie versteht man die Wissenschaft von der Ausbreitung einer Krankheit in einer Bevölkerung. Kontrolle, Behandlung, Prävention und Ausrottung einer Krankheit hängen vom Verständnis des Erregers und seiner Übertragung ab. Dazu ist epidemiologische Forschung erforderlich. Da Keime keine Grenzen kennen, muß diese Forschung grenzübergreifend, international organisiert sein. Eine wichtige Funktion fällt dabei der Weltgesundheitsorganisation und ihren Referenzlaboratorien zu. Eine führende Rolle übernehmen seit Ende des zweiten Weltkrieges die amerikanischen Centers for Disease Control (C.D.C.) (siehe letztes Kapitel dieses Bandes).

Inzidenz, Prävalenz

Inzidenz und Prävalenz

Inzidenz gibt die Zahl der neuen Fälle an, die in einer Bevölkerung während einer bestimmten Zeit vorkommen, z. B. die Zahl von offenen Lungen-Tuberkulosen, die bei 100.000 Menschen innerhalb eines Jahres auftraten. Die Prävalenz gibt die Zahl von alten und neuen Fällen pro 100.000 zu einer bestimmten Zeit während des Jahres an, z. B. wieviele Fälle von offener Lungentuberkulose es am 1. März 1992 in einer bestimmten Gegend auf 100.000 Einwohner gab.

2. Infektionsvorgänge

(H. D. Brede)

Unter Infektion versteht man das Eindringen eines Erregers in den Körper. Trockene, hornige, schützende, derbe Haut bedeckt nicht den ganzen Körper. In den Augenöffnungen wird sie durch transparente, lebende Zellen ersetzt, über die laufend ein Flüssigkeitsstrom zieht, um die Sicht klar zu erhalten und gleichzeitig Staub, organische und anorganische Partikel abzuwaschen und dem Verdauungskanal zuzuführen. Dementsprechend sind die Augen eine der Haupteintrittsstellen von Krankheitserregern in den Körper. Neben der Konjunktiva sind der Verdauungstrakt, die Atemwege und der Urogenitalapparat Wege für Infektionserreger, die hier leichter in den Körper eindringen können als durch die intakte Haut. Die Bedeutung dieser Infektionswege wird dadurch belegt, daß fast alle akuten Erkrankungen die Atemorgane oder den Darm betreffen. Sie sind entweder respiratorisch oder dysenterisch. Dabei handelt es sich nicht immer um schwere Erkrankungen, aber sie dominieren zahlenmäßig.

Eintrittstellen von Krankheitserregern

In bezug auf ihr „Eindringungsvermögen“ kann man alle Infektionen in drei Kategorien einteilen:

Eindringvermögen von Krankheitserregern

1. Mikroorganismen, die über spezifische Eigenschaften verfügen, um sich anzuheften und/oder zu penetrieren.
2. Krankheitserreger, die durch beißende Arthropoden übertragen werden,
3. Organismen, die selbst nur in den Körper eindringen können, wenn eine Verletzung oder Abwehrschwäche vorliegt. In diese Gruppe gehören insbesondere die opportunistischen Infektionen.

Obwohl die meisten Krankheitserreger in den Körper eindringen müssen, gibt es auch einige (z. B. Cholera), die nicht invasiv auftreten, sondern durch ihre toxischen Abscheidungen Krankheitssymptome verursachen. Zu dieser Gruppe gehören auch die Mundbakterien, soweit sie sich an der Karies-Entstehung und Periodontitis beteiligen.

Nichtinvasive Krankheitserreger

Die meisten Infektionen treten durch große oder kleine Hautbrüche (Schrunden) in den Körper ein. Typisch war dieser Vorgang

Durch die Haut eindringende Mikroorganismen

Tab. 1: Mikroorganismen, die den Körper durch die Haut befallen.

Infektionserreger	Krankheit	Besonderheiten
durch Arthropoden übertragene Viren	Fieber	150 verschiedene Viren durch Insektenbiß übertragen
Anthrax	Milzbrand	systemische Krankheit
Dermatophyten	Pilz-erkrankungen	beschränkt auf Haut, Haare und Nägel
Leptospira	Leptospirosen	Wasser/Urin-Kontakt
Papilloma Viren	Warzen	nur auf Epidermis
Plasmodia	Malaria	Anopheles-Biß
Rabies Virus	Tollwut	Tierbiß
Rickettsia	Fleckfieber	durch infiz. Arthropoden
Staphylokokken	Abszeß etc.	häufigster Hautkeim
Streptokokken	Impetigo/ Erysipel	kann systemisch werden
Treponema pallidum	Syphilis	bes. über Schleimhaut
Treponema pertenue	Framboesie	feuchte Haut
Vaccinia Virus	Haut-Läsionen	Pockenimpfung
Yersinia pestis	Pest	Flohbiß

Stichverletzungen

bei der Impfung gegen Pocken, bei der man eine kleine Wunde in die Haut ritzte, durch die das lebende Virus in den Körper eindrang. In der gleichen Weise kann das Virus der Hepatitis-B, aber auch das AIDS-Virus durch den Nadelstich eines Heilkundigen, eines Drogenabhängigen, Akupunkteurs, Ohrlochstechers oder Tätowierers übertragen werden. Rasieren kann die Haut ritzen und zu Infektionen (meist Staphylokokken) im Gesicht führen. Das früher stets ausgeführte präoperative Rasieren hat aus heutiger Sicht Wundinfektionen eher begünstigt als vermieden.

Tierstiche

Kleine Stiche sind ebenfalls bedeutsam für Infektionen. Stechfliegen, Milben, Zecken, Flöhe und Sandfliegen durchdringen die Haut, während sie ihre Nahrung saugen und können dabei pathogene Keime in den Körper bringen. Von diesen Infektionen werden einige mechanisch übertragen. Dabei sind die Mundwerkzeuge der betroffenen Arthropoden mit infektiösem Material kontaminiert, das sich nicht im Gliederfüßler vermehrt hat. Dies ist z. B. typisch für die Myxomatose. Flöhe oder Stechfliegen tragen das Myxomavirus an ihren kontaminierten Saugapparaten von einem Kaninchen zum anderen. Im Gegensatz dazu findet bei der biologischen Transmission, z. B. bei Gelbfieber oder Malaria eine Vermehrung des Infektionserregers im Arthropoden statt. Er erscheint erst nach einer Inkubationszeit im Speichel und wird während des Bultsaugens übertragen. Stechfliegen und Zecken spritzen Speichel in die Haut ein, um eine schnelle Blutgerinnung zu vermeiden. Andere durch Insekten übertragene Krankheiten, z. B. Fleckfieber und Pest werden durch Mikroorganismen verursacht, die sich im Verdauungskanal der Arthropoden vermehren. Die Pestbakterien werden vom infizierten Floh erbrochen. Die Kleiderlaus scheidet Fleckfieber-Rickettsien in ihrem Kot aus. Sie werden anschließend passiv in die Haut eingerieben.

Tierbisse

Durch große Bisse wird die Tollwut übertragen. Das Tollwut-Virus wird im Speichel von infizierten Tieren (Hunde, Wölfe, Fledermäuse, u.s.w.) ausgeschieden und so in die Wunde gebracht. Menschenbisse sind selten. Kommt es aber zu solchen Bissen, sind diese besonders unangenehm durch die in der

Spezifische Anheftung von Mikroorganismen

Tab. 2: Beispiele spezifischer Anheftung von Mikroorganismen

Mikroorganismen	Krankheit	Haftstelle	Mechanismus
Adenovirus	Konjunktivitis Pharyngitis respiratorische Krankheit	Epithelzellen	unbekannt
Bordetella pertussis	Keuchhusten	respiratorisches Epithel	unbekannt
Chlamydia	Konjunktivitis Urethritis Pneumonie	Epithelium	unbekannt
Corynebacterium diphtheriae	Diphtherie	Mucosaepithel	unbekannt
E. coli enteropathogen	Diarrhoe Harninfektion	Darmepithel Harnwegsepithel	Pili D-Mannose-Rezeptor
Entamoeba histolytica	Dysenterie	Colonepithel	Adhäsine binden an Rezeptoren von Epithelien
Giardia lamblia	Diarrhoe	Duodenalepithel	bindet an Manose 6-Phosphat der Gastzelle, saugt mechanisch
Gonokokken	Gonorrhoe	Urethral Epithel	Pili
Haemophilus influenzae	Pneumonie	respiratorisches Epithel	unbekannt
Influenza-Virus	Influenza	Epithel der Atemwege	Hämagglutinin reagiert mit Neuraminsäurerezeptor der Zelle
Meningokokken	Trägerstadium	Nasopharyngeal Epithel	Pili
Mykoplasma pneumoniae	atypische Pneumonie	respiratorisches Epithel	heftet sich an Neuraminsäurerezeptor der Zelle
Plasmodium vivax	Malaria	rote Blutkörperchen	Merozoiten binden an „Duffy" Antigen der Erythrozyten
Poliovirus	Poliomyelitis	Neuronen	Virus-Kapsid-Protein reagiert mit spezifischem Zellrezeptor
Salmonella typhi	Thyphus abdominalis	Darmepithel	bakterielle Adhäsine binden an maoseähnlichem Rezeptor
Shigella flexneri	Dysentherie	Coloepithel	unbekannt
Streptococcus agalactiae	Mastitis (Kuh)	Drüsenepithel	unbekannt
Streptococcus mutans	Caries	Zähne	Bakterien binden an Glycosyltransferase, gebunden an Glukan
Streptococcus pyogenes	Angina	Pharynxepithel	Bakterien binden über Lipoteischoic-Säure an den Pili
Streptococcus salivarius	keine	Wangenepithel und Zunge	Bakterien binden über Lipoteischoic-Säure an den Pili
Treponema pallidum	Syphilis	Fibronectin	Oberflächenpeptide binden an Zelle
Vibrio cholerae	Cholera	Darmepithel	Fucose und Manose sind Rezeptoren

Mundflora vorhandenen fusiformen und auch anaeroben Keime in Kooperation mit verschiedenen Spirochäten. Es kann zu sehr unangenehmen Abszessen und Phlegmonen kommen. Boxer können derartige Infektionen bei der Ausübung ihres Sports durch Zahnverlust erleiden.

Tröpfchen-Infektion

Infektionsmöglichkeiten durch Tröpfchen werden bei den einzelnen Organen abgehandelt. Tabelle 2 gibt einen Überblick über die Anheftung von Mikroorganismen an Körperzellen. Es ist zu beachten, daß Übertragbarkeit und Haftfähigkeit die Kontagiosität eines Infektionserregers prägen.

3. Reaktion des Wirts auf eine Infektion Entzündung, Fieber, Schock, Toxine

(W. Köhler)

Entzündung

Symptome der Entzündung

Die Entzündung mit ihren vier sie charakterisierenden Symptomen
- Rubor (Rötung)
- Calor (Wärme)
- Dolor (Schmerz)
- Tumor (Schwellung)

ist eine Reaktion des Bindegewebes und der Blutgefäße auf äußere oder innere Reize mit dem Ziel der Eliminierung oder Inaktivierung des Entzündungsreizes und der anschließenden Reparatur des evtl. gesetzten Gewebeschadens. Entzündungsreize sind mechanischer Art (Fremdkörper, Verletzungen), physikalischer (Verbrennung, Erfrierung, ionisierende Strahlen, UV-Licht), chemischer (Säuren, Laugen, Chemikalien) oder mikrobieller Natur (Toxine, Allergene); sie werden durch Enzyme (Bakterien, Viren, Protozoen, Helminthen) oder körpereigene Zerfallsprodukte (bösartige Tumoren) ausgelöst.

Reize

Pathogenese

Einer kurzzeitigen Arteriolenverengung, die bereits zu gedrosselter Durchblutung und damit zur Gewebsschädigung führt, folgt die u.a. durch Histamin vermittelte Kapillar-Dilatation mit dem Austritt und der Akkumulation eiweißreicher Flüssigkeit. Gleichzeitig kommt es zur Migration von neutrophilen Granulozyten und Monozyten durch die Gefäßwände zum Ort der Schädigung (Leukotaxis). Sie haben die Aufgabe, die eingedrungenen Fremdkörper oder totes Gewebe durch Phagozytose zu beseitigen. Der Plasmaaustritt ist zunächst als ein für die Wiederherstellung normaler Verhältnisse positiver Schritt anzusehen. Es werden, soweit zutreffend, Antikörper an den Ort der Entzündung gebracht und leukotaktische Faktoren mitgeführt, die den Übertritt der Phagozyten befördern. Andererseits bereitet die Flüssigkeitsakkumulation Schmerzen und kann zu Funktionsstörungen, u. U. zum Tod führen (Beispiel: adult respiratory distress syndrome). Neben diesen genannten Prozessen (die Störungen des Elektrolythaushalts werden hier nicht im einzelnen dargestellt) kommt es zu weiteren, die Entzündung fördernden Aktionen. Mit den Phagozyten wandern T-Lymphozyten ein, die das eingedrungene Fremdmaterial (Antigene) als „körperfremd" erkennen und eine Antikörperbildung induzieren. Die Bindung bereits vorhandener Antikörper oder die Bindung von T-Lymphozyten an das Antigen löst eine Kette von Ereignissen aus: die Aktivierung des Komplementsystems, die Induktion von Cytokinen (Interferon-γ, Tumornekrosefaktor-α, Interleukin-1) und die Aktivierung der Blutgerinnungskaskade. Mit der Aktivierung des Komplementsystems werden die C-Faktoren C3a und C5a freigesetzt, die als Entzündungsmediatoren wirken und als chemotaktische Substanzen zur Anlockung der Phagozyten beitragen. Diese wurden durch den thrombozytenaktivierenden Faktor (PAF) und Serotonin vorher aus der strömenden Blutbahn zur erhöhten Anheftung an die Endothelzellen der Blutgefäße gebracht. Die Aktivierung des Blutgerinnungssystems kann im ungünstigen Fall wiederum zur Schädigung des Organparenchyms führen (Koagulationsnekrose).

Durch Immunsystem vermittelte Entzündungen

Entzündungen, die durch das Immunsystem vermittelt werden, lassen sich nach GALLINI et. al. in vier Gruppen einteilen, wovon die drei erstgenannten akute Entzündungen sind, die letztgenannte eine chronische.

1. Allergische Entzündung: z. B. Urtikaria, Asthma, Heufieber
2. Entzündung durch cytotoxische Antikörper: z. B. autoimmune hämolytische Anämie
3. Immunkomplex-Entzündung: Rheumatoide Arthritis, systemischer Lupus erythematosus
4. Überempfindlichkeit vom verzögerten Typ: z. B. Tuberkulose, Lepra, Sarkoidose

Klinisch zeigt sich die Entzündung in verschiedenen Formen:

Exsudative, seröse Entzündung

1. Die durch Flüssigkeits- und/oder Blutaustritt gekennzeichnete *exsudative Entzündung*, die als seröse, fibrinöse, hämorrhagische oder eitrige Form auftreten kann. Die *seröse Entzündung* tritt in den serösen Höhlen auf (Pleura, Peritoneum, Pericard, Gelenkhöhlen), in freien Hohlräumen (Lungenalveolen) und im Gewebe (z. B. Glottisödem); auf Schleimhäuten geht die katarrhalische Entzündung mit verstärkter Schleimabsonderung einher (Schnupfen, Gastroenteritis).

Fibrinöse Entzündung

2. Bei der *fibrinösen Entzündung* kommt es, über den auch bei der serösen Entzündung auftretenden reichlichen Flüssigkeitsaustritt hinaus, zu einer Umwandlung des Fibrinogens in Fibrin, das sich als Pseudomembran (Kruppmembran) ablagert. Sie bleibt oberflächlich bei der kruppösen Pneumonie oder der fibrinösen Pleuritis, bei ihrer Sonderform als diphtherische Entzündung handelt es sich um eine fibrinös-nekrotisierende Entzündung, bei der sich die Membran nicht ohne Substanzverlust ablösen läßt: es kommt zu geschwürigen Blutungen (Diphtherie, Ruhr).

3. Die *hämorrhagische Entzündung* ist durch ein Exsudat gekennzeichnet, das starke Erythrozytenbeimengungen enthält; sie wird bei schweren Infektionskrankheiten beobachtet, z. B. bei Virusgrippe, Pest (wegen der Hämorrhagien als „schwarzer Tod" bezeichnet), Milzbrand.

Hämorrhagische Entzündung

4. Die *eitrige Entzündung* zeichnet sich durch die massenhafte Einwanderung von Leukozyten am Entzündungsort aus. Enzyme der Phagozyten, die zur Abtötung und zum Abbau der Fremdkörper (meist Bakterien) dienen, werden beim Zerfall der Leukozyten frei und führen ihrerseits zur Einschmelzung des Gewebes, mithin zur Bildung von Eiter. Als gangräneszierende Entzündung wird der Zerfall des Gewebes durch zusätzliche Infektion mit Anaerobiern bezeichnet, wobei es zur Bildung übelriechender Verbindungen (Schwefelwasserstoff, Mercaptan u. a.) kommt.

Eitrige Entzündung

5. Als *spezifische Entzündungen* werden Formen bezeichnet, die auf Grund des histologischen Bildes einen Rückschluß auf die zugrundeliegende Krankheit zulassen, wie z. B. Tuberkulose, Lepra, Sarkoidose, Chalazion, meist in Form einer granulomatösen Entzündung. Schließlich sind noch die mit Gewebsneubildung einhergehende proliferative, reparative und produktive Entzündung zu nennen, die u. a. bei der Wundheilung auftreten.

Spezifische Entzündungen

In Abhängigkeit vom Ausmaß und der Lokalisation einer Entzündung wird der Gesamtorganismus in Mitleidenschaft gezogen. Es kommt zu Fieber (s. d.), Veränderungen im Blutbild, Auftreten von „akute Phase"-Proteinen.

Fieber

Fieber

Das Fieber ist eine trotz äußerer und innerer Einflüsse konstant gehaltene Erhöhung der Kerntemperatur. Es wird durch direkte Irritationen auf das thermoregulatorische Zentrum im vorderen Hypothalamus ausgelöst, z. B. durch emotionale Reize („Lampenfieber") oder durch schwere körperliche Arbeit. Fieber wird auch durch pyrogene Stoffe ausgelöst, die durch mikrobielle oder abakterielle Entzündungen bzw. durch körpereigene Zerfallsprodukte (bei Gewebszerfall) aus Leukozyten, Monozyten und Makrophagen freigesetzt werden. Die mikrobiellen Pyrogene (Endotoxine bei Gram-negativen Bakterien, Toxine Gram-positiver Mikroorganismen, Lipoproteine bei Viren) sowie Pyrogene organischer und nichtorganischer Herkunft (kolloidale Partikel) können die Hirn-Liquorschranke im allgemeinen nicht überwinden. Sie induzieren jedoch die Bildung von endogenem Pyrogen (oder Pyrogenen), das als Fiebermediator am Hypothalamus angreift. Ein endogenes Pyrogen ist das von Monozyten/Makrophagen gebildete Interleukin-1 (IL-1).

Fiebertypen

Fiebertypen: Schon der Verlauf der Fieberkurve kann bei Infektionskrankheiten einen diagnostischen Hinweis geben.

Kontinua *(febris continua):* Die Fieberhöhe ist über 24 Stunden etwa gleich hoch und wird bei zyklischen Infektionskrankheiten beobachtet, z. B. bei Typhus.

Septisches oder intermittierendes Fieber *(febris septica):* Normale oder weitgehend normale Morgentemperatur, Anstieg gegen Abend, Schüttelfrost, z. B. bei Endocarditis, Sepsis.

Remittierendes Fieber *(febris remittens):* Die Temperaturschwankungen liegen im 24 h-Verlauf bei 1–1,5°C. Dieser Fiebertyp findet sich bei lokalen Infektionen.

Wechselfieber: Rhythmische Fieberschübe im Verlauf von 3-4 Tagen; bei Malaria.

Undulierendes Fieber: Mehrtägigen Fieberperioden folgen mehrtägige fieberfreie Perioden. Dieser Wechsel erfolgt bei Brucellosen (= *febris undulans*) über Wochen und Monate.

Fieberkurve

Die *Fieberkurve* weist mehrere Phasen auf: *Stadium incrementi:* Temperaturanstieg; *Fastigium:* Höhepunkt des Fiebers; *Stadium decrementi:* Phase des Fieberabfalls, der über mehrere Tage als Lysis oder binnen weniger Stunden als Krisis erfolgen kann.

Infektiös-toxischer Schock

Infektiös-toxischer Schock

Der infektiös-toxische Schock ist eine mit hoher Letalität behaftete Komplikation septischer Infektionskrankheiten. Pathogenetisch weitgehend einheitlich, tritt er in Abhängigkeit vom Erreger als Endotoxinschock (bei Gram-negativen Erregern), als toxic shock syndrome *(Staphylococcus aureus)* oder als toxic shock-like syndrome *(Streptococcus pyogenes)* auf.

Klinisches Bild

Klinisch kommt es zunächst zum Abfall des arteriellen Blutdrucks, die Urinausscheidung nimmt ab. Der Patient hyperventiliert, die Folge ist eine respiratorische Alkalose (pH $\geq$ 7,45 im arteriellen Blut). Der Sauerstoffpartialdruck weist zwischen arteriellem und venösem Druck immer geringere Differenzen auf, so daß sich die Sauerstoffversorgung im Gewebe verschlechtert. Es kommt teilweise zu Erbrechen und Diarrhöen (grüner Stuhl), die Laktatwerte im Serum steigen an. Die Extremitäten sind in dieser Frühphase warm und trocken („trockener" oder „roter Schock"). In diesem Stadium ist der Schock noch reversibel. Im weiteren Verlauf sinkt das Herzminutenvolumen, der arterielle Druck sinkt weiter, der periphere Widerstand nimmt zu, ebenso die Azidose. Hat schon vorher eine Blutungsneigung auf die kommende Verbrauchskoagulopathie hingewiesen, so wird diese jetzt manifest (DIC; disseminierte intravaskuläre Koagulopathie). Es kommt zur Ausbildung des adult respiratory distress syndrome (ARDS), früher als Schocklunge bezeichnet. Das ARDS ist von einem Absinken des arteriellen O_2-Druckes begleitet, die Hypoxämie wird noch verstärkt. In dieser Phase zeigen sich röntgenologisch Zeichen eines interstitiellen Ödems und spätestens zu diesem Zeitpunkt muß eine maschinelle Beatmung eingesetzt werden. In der Spätphase kommt es zur Niereninsuffizienz, die harnpflichtigen Substanzen werden nicht mehr ausgeschieden. Dies ist sowohl auf hämodynamische Änderungen zurückzuführen als auch auf eine Tubulusschädigung.

Pathogenese, Phasen des septischen Schocks

In der Pathogenese des septischen Schocks lassen sich nach JANUSZKIEWICZ 4 Phasen unterscheiden.

Bei einem durch Gram-negative Bakterien verursachten toxischen Schock werden durch die Endotoxine in der 1. Phase (*Frühphase*) vasoaktive Substanzen freigesetzt (Histamin, Serotonin, Kinasen). Die Endotoxine werden von den Thrombozyten gebunden, wodurch diese agglutiniert werden und nach deren Zerfall Thromboplastin freigesetzt wird. Fibrinogen wird zu Fibrin umgewandelt.

In der 2. Phase (*Spätphase*) sind die Kapillaren erweitert, der Blutstrom wird verlangsamt, die Laktatkonzentration steigt in den Geweben an.

Die 3. Phase (*refraktäre Phase*) ist durch die disseminierte intravaskuläre Koagulopathie gekennzeichnet, es bilden sich Mikrothromben in den Kapillaren, wodurch der Blutstrom sehr stark vermindert wird und die Sauerstoffversorgung unter den Grenzwert fällt. Das Herzminutenvolumen und der arterielle Druck fallen stark ab.

In der 4. Phase (*terminale Phase*) setzt die Fibrinolyse ein, die Gewebe werden nekrotisch und sterben ab.

Die einzelnen Phasen überlagern sich, der vorgenannte Ablauf ist schematisiert. Bei einem durch Gram-positive Bakterien, Rickettsien oder Pilze verursachten toxischen Schock ist der Verlauf oftmals dramatischer, die Gefäßpermeabilität ist von Beginn an erhöht und der Blutdruck stark erniedrigt. In diesen Fällen spielen Exotoxine eine Rolle, die im Verlauf der Infektion früher vorhanden sind als die Endotoxine der Gramnegativen Bakterien, die erst nach deren Zerfall freigesetzt werden.

Die *klinischen und paraklinischen Symptome* des durch Grampositive Bakterien verursachten toxischen Schocks sind in Tabelle 3 zusammengestellt.

Toxisches Syndrom: Diagnostische Kriterien

Tab. 3: Diagnostische Kriterien des toxischen Syndroms

Hauptzeichen 1. Fieber ≥ 38,9°C 2. Hypotension: systolisch < 90 mm Hg oder orthostatische Veränderungen im Blutdruck 3. Erythem oder diffuses oder makulo-papulöses Exanthem; nach 1-2 Wochen Hautdesquamation 4. Hyperämie muköser Membranen (konjunktive Injektion und/oder Schleimhauthyperämie von Oropharynx und/oder Vagina)
Nebenzeichen bzw. Komplikationen 5. Erbrechen und/oder Diarrhoe 6. Verwirrtheit, Somnolenz (Encephalopathie) 7. Akutes Nierenversagen 8. Adultes Atemnotsyndrom (adult respiratory distress syndrome) 9. Cardiomyopathie 10. Disseminierte intravaskuläre Koagulopathie (DIC)
Laboratoriumsbefunde Leukozytose (leicht) Thrombozytopenie Harnstoff, Kreatinin: erhöht Bilirubin, Aspartataminotransferase: erhöht Kreatinphosphokinase: erhöht Laktatdehydrogenase: erhöht Hypoproteinämie/Hypoalbuminämie Hypocalcämie Hypophosphatämie Hypoferrinämie

Die bakteriellen Toxine

Grundsätzlich ist zwischen zwei in ihrer Struktur, ihrer Wirkungsweise und ihrem Vorkommen unterschiedlichen Arten von bakteriellen Toxinen zu unterscheiden (Tab. 4):

- Endotoxine Gram-negativer Bakterien
- Exotoxine Gram-positiver Mikroorganismen.

Die Endotoxine induzieren pathophysiologische Prozesse, wogegen die Exotoxine direkt an der Zelle an- bzw. in deren Metabolismus eingreifen und damit für die Entstehung der Krankheit selbst verantwortlich sind, wie z. B. das Diphtherie- oder das Tetanustoxin (Tab.5)

Charakteristika von Exotoxinen, Endotoxinen

Tab. 4: Charakteristika von Exotoxinen und Endotoxinen

Exotoxine	Endotoxine
Bildung durch wachsende (lebende) Zellen Grampositiver und -negativer Bakterien	Bestandteil der Zellwand Gram-negativer Bakterien
Proteine, Peptide	Lipopolysaccharide
hitzelabil (Zerstörung bei 60°C)	relativ hitzeresistent (Temperaturen von 100°C wird für einen kürzeren Zeitraum widerstanden)
stark toxisch (≤1 µg/kg Körpergewicht)	schwächer toxisch (≥1 mg/kg Körpergewicht)
stark immunogen (Antitoxine)	Keine Antitoxinbildung, aber Antikörpersynthese gegen den Polysaccharidanteil des Lipopolysaccharids
oftmals typische klinische Zeichen	Endotoxinschock
Umwandlung in Toxoide möglich	keine Toxoidbildung

Tab. 5: Exotoxinbedingte Erkrankungen

Krankheit	Toxin	Erreger
Scharlach	Erythrogene Toxine	**Streptococcus pyogenes**
Scalded skin syndrome	Epidermolytisches Toxin	**Staphylococcus aureus**
Diphtherie	Diphtherietoxin	**Corynebacterium diphtheriae**
Tetanus	Tetanustoxin (Tetanospasmin)	**Clostridium tetani**
Gasbrand	α-Toxin (und weitere letal wirkende Toxine)	**Clostridum perfringens**
Cholera	Choleratoxin (Choleragen)	**Vibrio cholerae**
Ruhr	Shiga-Toxin (Neurotoxin)	**Shigella dysenteriae**
Diarrhoe	hitzestabile und hitzelabile Enterotoxine	enteropathogene **Escherichia coli**
Lebensmittelvergiftungen	Botulinustoxin Enterotoxine A-E Enterotoxin	**Clostridium botulinum** **Staphylococcus aureus** **Bacillus cereus**

Erkrankungen durch Exotoxine

Endotoxine

Endotoxine

Das Lipopolysaccharid (LPS) in der Zellwand Gram-negativer Bakterien ist aus 3 kovalent verbundenen Teilen zusammengesetzt (Abb. 2): dem Lipid A, dem Kern-Oligosaccharid und dem O-spezifischen Polysaccharid. Jede Bakterienzelle besitzt etwa 3–4 Millionen LPS-Moleküle, die der Stabilisierung der äußeren Zellmembran dienen und, wie Untersuchungen an Rauh-Formen (R-Formen) von Salmonellen ergaben, an der Virulenz der Keime beteiligt sind. LPS ist auch der Angriffspunkt (Rezeptor) für Bakteriophagen und einige Bakteriozine.

LPS-Moleküle

Abb. 2: Zusammensetzung eines LPS

Zusammensetzung eines LPS

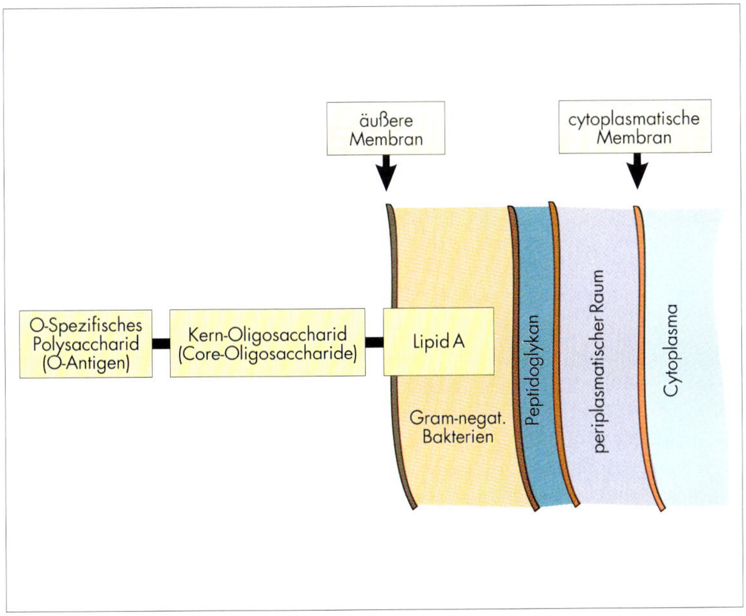

Das LPS-Molekül ist mit dem Lipid A-Teil (s. u.) in der äußeren Zellmembran verankert. Ihm schließt sich das Kern (Core)-Oligo-saccharid an, für das im allgemeinen zwei Zucker charakteristisch sind, die 2-Keto-3-deoxy-mannulosesäure (KDO) und eine Heptose. KDO kommt in der Natur nur in der LPS vor und ist vor allem für die Bakteriophagenbindung verantwortlich. Der anschließende Teil, das O-spezifische Polysaccharid, ist der Träger der somatischen Spezifität Gram-negativer Bakterien; es ist das O-Antigen dieser Keime. Die Vielfältigkeit serologischer O-Typen (Serovare) beruht auf der hohen Variabilität des O-spezifischen Polysaccharids.

Lipid A

Der Träger der toxischen Eigenschaften des Lipopolysaccharids ist das *Lipid A*. Es verleiht dem Molekül die Eigenschaften eines Pyrogens und ist für die Induktion des Endotoxinschocks verantwortlich. In seiner Grundstruktur besteht Lipid A aus einem Glukosamin-Disaccharid in β (1-6)-Bindung, dessen Hydroxyl- und Aminogruppen (bis auf 3) mit Fettsäuren verestert sind. Darunter befindet sich stets die nur bei Lipid A des Lipopolysaccharids vorkommende β-Hydroxymyristinsäure. An beiden Glukosaminen ist je eine Phosphatgruppe nachweisbar.

LPS und Endotoxin-Schock

Primär scheint das LPS und vorwiegend dessen Lipid A auf die innere Mitochondrien-Membran in Hepatozyten und Phagozyten zu wirken und dabei die NADH-Q Reduktase und die ATPase zu hemmen. Die Folge ist eine Ansammlung von NADH und ADP in der Makroorganismus-Zelle, die zu erhöhtem glykolytischen Stoffwechsel und Laktatanhäufung führt. Der Zelltod setzt zytosomale Enzyme frei und damit werden die o. a. Vorgänge und Symptome des Endotoxinschocks über Mediatoren in Gang gesetzt: die Hypoglykämie führt zu einem insulinartigen Schock (dosis- und stadienabhängig kommt es auch zur Hyperglykämie), der Eingriff in die Gerinnungskaskade löst die Koagulopathie aus und vasoaktive Substanzen senken den Blutdruck.

Sanarelli-Shwartzman

LPS aktiviert auf dem klassischen oder alternativen Weg das Komplementsystem und führt dadurch zusätzlich zu Gewebsschäden. Eine Injektion von LPS löst das Sanarelli-Shwartzman-Phänomen aus. Werden die beiden Gaben von Endotoxin dem Versuchstier im Abstand von 24 Stunden i. v. injiziert, tritt das generalisierte Sanarelli-Shwartzman-Phänomen mit protrahiertem Schock, hämorrhagischer Diathese und Nekrosen in den Organen auf. Der Tod erfolgt 48 Stunden nach der 2. Gabe. Eine lokalisierte Reaktion entsteht, wenn die erste Gabe intrakutan, die zweite 12–72 Stunden später i. v. appliziert wird. Es kommt innerhalb weniger Stunden an der Stelle der Erstinjektion zu Rötung, Schwellung und hämorrhagischer Nekrose (Thrombosierung der Hautkapillaren).

Waterhouse-Friderichsen

Das Waterhouse-Friderichsen-Syndrom bei der Meningokokkensepsis ist Ausdruck eines generalisierten Sanarelli-Shwartzman-Phänomens. Durch

LPS wird eine tumornekrotisierende Wirkung ausgelöst, die therapeutisch wegen der endotoxischen Eigenschaften des Lipid A und der sehr bald einsetzenden Toleranz des Tumorgewebes nicht anwendbar ist.

Ein Endotoxinschock kann ausgelöst werden, wenn endotoxinhaltige Flüssigkeiten injiziert werden. Beim Wachstum Gram-negativer Keime in Injektionsflüssigkeiten (das selbst in physiologischer Kochsalzlösung erfolgen kann) wird ein Teil des Endotoxins (LPS) in das Medium abgegeben oder wird beim Absterben der Keime frei. Eine Sterilfiltration entfernt die Pyrogene nicht, die außerdem hitzestabil sind und selbst Temperaturen von 100°C über kürzere Zeit überstehen. Aus diesem Grund müssen die Injektionslösungen auf Pyrogenfreiheit geprüft sein. Das geschah früher mit dem Pyrogentest am Kaninchen (Temperaturanstieg nach i.v. Injektion), ist aber heute durch den weitaus empfindlicheren LimulusTest ersetzt, mit dem noch Nanogramm-Mengen/ml nachweisbar sind. Bei Anwesenheit von Endotoxin wird das Lysat aus Amoebocyten (= Blutzellen) des Pfeilschwanzkrebses Limulus polyphemus geliert.

Pyrogen-Freiheit

LimulusTest

Die Lipopolysaccharide sind T-Zellen-unabhängige Antigene, d. h. sie stimulieren die B Zellen direkt (polyklonale B Zellen-Aktivierung) und benötigen keine Vermittlung von T Zellen für die Auslösung einer Immunantwort. Sie induzieren vor allem Antikörper vom IgM-Typ.

Exotoxine

Exotoxine

Die Entdeckung der Exo- oder Ektotoxine erfolgte bereits in den Anfängen der bakteriologischen Ära zum Ende des vergangenen Jahrhunderts. Friedrich LOEFFLER sah bereits 1884 in der Wirkung eines Toxins die Ursache des tödlichen Ausgangs einer Diphtherie, die er als eine lokalisierte Infektion erkannte. Die bald folgenden Entdeckungen von Tetanus- und Botulinus-Toxinen bestätigten den Befund, daß es sich um Produkte handelt, die von einem nicht-invasiven Keim gebildet werden, daß sie ein charakteristisches Krankheitsbild auszulösen vermögen und daß sich ihre Toxizität durch Behandlung mit Formalin bei erhaltener Immunogenität zerstören läßt. Paul EHRLICH benannte derart entgiftete Toxine als Toxoide (Anatoxine nach RAMON) und nahm im Rahmen seiner Seitenkettentheorie an, daß die Exotoxine zwei funktionelle Gruppen besitzen, eine haptophore Gruppe, die für die Verankerung an die Zellen des Makroorganismus verantwortlich ist und eine toxophore Gruppe, der die Giftwirkung zukommt. Mit Formalin wird die letztere zerstört, die Immunogenität bleibt jedoch erhalten. Diphtherie- und Tetanustoxoid gelten noch heute als die zuverlässigsten Impfstoffe.

Es zeigte sich, daß die Bildung von Exotoxinen nicht auf grampositive Bakterien beschränkt ist: sie werden auch von gramnegativen Keimen produziert. Zu den bekanntesten Exotoxinen gram-negativer Mikroorganismen zählen das Choleratoxin, Enterotoxine von Escherichia coli und Shigellen, Pseudomonas aeruginosa Exotoxin A, Pertussistoxin.

Die Pathogenese der durch exotoxinbildende Keime hervorgerufenen Infektionskrankheiten ist multifaktorieller Natur und erfordert das Zusammenwirken mehrerer Toxine oder Enzyme.

Nach ihrem Wirkungsmechanismus lassen sich die bakteriellen Proteintoxine in drei Typen unterteilen (BOQUET und GILL):

Typ I Toxine

- Die Toxine des Typ I binden sich an die Zelloberfläche des Wirtsorganismus und induzieren hier ein Transmembransignal, das dann die pathogene Wirkung in der Zelle auslöst. Zu diesem Typ gehören z. B. das thermostabile Enterotoxin von Escherichia coli und das toxic shock syndrome toxin-1 (TSST-1) von Staphylococcus aureus.

Typ II Toxine

- Die Toxine des Typ II greifen direkt an der Zelle an, indem sie membranschädigend wirken. Sie führen zur Bildung von Poren bzw. Ionenkanälen oder zerstören die Zelle durch Auflösung der Lipidschicht. In diese Gruppe fallen eine Vielzahl von Toxinen, vor allem die Cytolysine (Hämolysine, Streptolysin), Choleratoxin, Shiga-Toxin u. a.

Typ III Toxine

- Die Toxine vom Typ III werden in die Zelle eingeschleust und führen über ein Acceptor-Molekül zur post-translationellen Reaktion. Eine derartige Reaktion ist die ADP-Ribosylierung, wie sie z. B. durch das Diphtherietoxin, das Shiga-like Toxin von Escherichia coli oder durch das Pflanzentoxin Ricin ausgeübt wird.

  Die Wirkungsweise der Toxine und ihre Charakterisierung ist in den jeweiligen Kapiteln zu finden.

Immuncytotrope Toxine

„Superantigene“

Eine weitere Gruppe, deren Wirkungsweise noch der Aufklärung bedarf, bildet die Familie der immuncytotropen Toxine, die mitogen und schockinduzierend sind und als sogenannte Superantigene wirken. Dazu zählen die Staphylokokken-Enterotoxine und das toxic shock syndrome toxin-1 sowie die erythrogenen Toxine des Streptococcus pyogenes. Sie entfalten ihre toxischen Eigenschaften nur in Wechselwirkung mit Monozyten, Makrophagen und T Zellen, die sie zur Bildung von Cytokinen anregen. Sie werden als „Superantigene“ bezeichnet, da sie nur in Verbindung mit akzessorischen Zellen (Makrophagen, Monozyten, B-Zellen), die Moleküle der MHC-Klasse-II besitzen, definierte T-Lymphozytenklone zu aktivieren vermögen. Es sind also keine polyklonalen T-Zellenmitogene.

Ein erheblicher Teil der Exotoxine besteht aus zwei funktionell unterschiedlichen Domänen (der haptophoren und toxophoren Gruppe Paul EHRLICHs entsprechend, s. o.). Die Domäne A (A-Region) ist der toxische Teil, der in der Zelle die schädigende Wirkung auslöst, nachdem das Toxin mit der atoxischen B-Domäne von der Zelle gebunden wurde. Zu den aus A- und B-Untereinheiten zusammengesetzten Toxinen gehören u. a. die Neurotoxine (Tetanus, Botulismus), das Choleratoxin, die hitzelabilen Enterotoxine von E. coli, Shigatoxin, Pseudomonas aeruginosa Exotoxin A, Pertussistoxin.

Zusammengesetzte Exotoxine

Die Gene für die Toxinbildung sind chromosomaler Art (z. B. Shiga-Toxin); sie können auch auf Plasmiden lokalisiert sein (z. B. Tetanustoxin) oder im Bakteriophagengenom (z. B. Diphtherietoxin).

Antitoxine

Antitoxine

Die Bezeichnung antitoxisch, die erstmals 1890 von BEHRING und KITASATO gebraucht wurde und sich sofort und dauernd einbürgerte, ist der Ausdruck für die spezifische Wirkung eines Antikörpers. Antitoxine neutralisieren die Giftwirkung der sie induzierenden Gifte. Als Antikörper gehören die Antitoxine zu den Immunglobulinen und sie finden sich in den Immunglobulinklassen IgG, IgM und IgA. Die bei der Besprechung der Immunglobuline (s. d.) gemachten Angaben gelten auch für die Antitoxine.

Antitoxine werden gegen bakterielle, tierische und pflanzliche Toxine gebildet; im Handel befindlich sind Antitoxine gegen Diphtherie-, Tetanus-, Gasbrand- und Botulinustoxin sowie gegen Schlangen- und Skorpiongifte. Neben diesen, von Pferd oder Ziege gewonnenen heterologen Antiseren sind homologe Antitoxine verfügbar, menschliche Immunglobuline mit hohen Titern gegen Tetanustoxin.

Die Wirkung der Antitoxine richtet sich gegen das relevante Toxin; die das Toxin produzierenden Bakterien bleiben unbeeinflußt, sofern zur Antitoxininduktion gereinigtes Toxin benutzt wurde. Verwendet man bakterien- und toxinhaltige Kulturen zur Immunisierung, dann werden auch antibakterielle Antikörper induziert.

Nachweis der Antitoxine

Nachweis der Antitoxine

Entdeckt wurde die Existenz von Antitoxinen auf Grund ihrer toxinneutralisierenden Wirkung in vivo, eine Methode, die auch heute noch zur Wertbemessung von Heilseren zur passiven Schutzimpfung eingesetzt wird. In vitro sind praktisch alle bekannten serologischen Verfahren einsetzbar, wenn entsprechende Versuchsbedingungen gewählt werden. Im Vordergrund stehen Präzipitations-Reaktionen und ELISA-Tests.

in vitro-Tests

in vivo-Tests

Das Prinzip der in vivo-Prüfung eines Antitoxins besteht in der Ermittlung der kleinsten Toxinmenge, die imstande ist, ein Versuchstier in einer bestimmten Zeiteinheit zu töten (D. l. m., dosis letalis minima; im Falle des Diphtherietoxins werden Meerschweinchen verwendet, die innerhalb von 4–5 Tagen sterben müssen) sowie der kleinsten Serummenge, die das Toxin neutralisiert und die Tiere am Leben erhält. Genauer ist die Bestimmung der LD_{50}, der Toxindosis, die 50% der Tiere tötet.

Toxinstabilität

Da die Toxinstabilität begrenzt ist, wird bei der Wertbemessung in anderer Weise vorgegangen und ein Standard-Antitoxin mit einer bekannten Menge an Antitoxin-Einheiten (IE; AE) zugrunde gelegt. Das Standardserum wird auf 1 IE/ml verdünnt und mit einer Giftmenge versetzt, die das Tier in der vorgegebenen Zeit tötet (L_+ = Limes-Tod-Dosis oder Limes-mortis-Dosis). Das zu prüfende Serum wird soweit verdünnt, daß es die gleiche Aktivität wie das Standardserum mit 1 IE/ml aufweist. Durch Multiplikation mit der Verdünnungsstufe ergibt sich die Zahl der im Testserum vorhandenen Einheiten. Wird dem Antitoxin das Toxin in zwei Portionen in zeitlichem Abstand zugesetzt, tritt das DANYZ-Phänomen auf. Wenn zu einer bestimmten Antitoxinmenge die äquivalente Toxindosis in einer Portion zugemischt wird, dann ist dieses Gemisch atoxisch (neutralisiert). Wird das Toxin aber, wie ausgeführt, in 2 Dosen mit 15 Min. Abstand zugefügt, bleibt die Toxin-Antitoxin-Mischung hochgiftig. Der Grund ist darin zu suchen, daß die erste Toxindosis nicht nur mit der ihr äquivalenten Antitoxinmenge reagiert, sondern mehr Antikörper bindet. Für die zweite Toxindosis steht dann nicht mehr genügend Antitoxin zur Neutralisation zur Verfügung.

DANYZ-Phänomen

Flockungstest

Um einen unnötigen Einsatz von Versuchstieren zu umgehen, wird zumindest im Vorfeld der Wertbestimmung ein in vitro-Test durchgeführt, der Antitoxin-Flockungs-Test. Das zu prüfende Serum wird stufenweise verdünnt und jeder Verdünnungsstufe eine gleiche Toxinmenge zugesetzt. Nach Inkubation im Wasserbad bei 40°C wird das Röhrchen festgestellt, in dem zuerst eine Flockung (= Präzipitation) des Toxin-Antitoxin-Gemischs eintritt. Dies entspricht dem Lf = Limes-Flockungs-Wert, der die Toxinmenge charakterisiert, die mit 1 IE-Standardantitoxin maximal präzipitiert. Wieder ergibt eine einfache Umrechnung den Gehalt an Antitoxin-Einheiten im Antiserum.

Wegen der unterschiedlichen Avidität (Bindungsfestigkeit) der Antiseren kann das Ergebnis der Flockungsreaktion nicht auf in vivo-Verhältnisse übertragen werden, der Flockungs-Test kann die Wertbemessung am Tier nicht ersetzen.

Einen Hinweis zur Applikation antitoxischer Seren gibt die Tabelle 6.

Tab. 6: Applikation antitoxischer Seren

Antitoxin	prophylaktisch	therapeutisch*
Diphtherie	10 000 I.E. einmalig i.m.	250-2000 I.E. i.m., ggf. Wiederholung nach 3 Tagen
Tetanus**	250-500 I.E. i.m., nur in Kombination mit aktiver Schutzimpfung	5000-10 000 I.E. i.m.; Wiederholung(en) mit je 3000 I.E.
Botulismus	50 ml i.m.	50-100 ml i.m. 20-50 ml i.v. Wiederholung nach 18-24 Std.

* Die Dosierungsangaben schwanken bei den einzelnen Autoren, teilweise auch bei den herstellenden Firmen trotz gleichen Gehaltes an Antitoxin. Dosierungsgrenzen bei therapeutischer Anwendung in Abhängigkeit von der Schwere des Krankheitsbildes

** Es sollte nur homologes Antitoxin (vom Menschen) benutzt werden

Dosierung antitoxischer Seren

4. Immunmechanismen bei Infektionen

(H. D. Brede)

Grundlagen der Immunologie

Immunität

Resistenz

Im römischen Recht bedeutet Immunitas Freisein von öffentlichen Abgaben, also Verschontbleiben von Lasten und Leistungen. Im medizinischen Sprachgebrauch ist es das Geschütztsein gegen Erkrankungen. Die Wissenschaft beschränkt das Wort *Immunität* auf Widerstandskraft gegen Infektionen oder Gifte, die während des Lebens, nach der Befruchtung des Eis, erworben, also phänotypisch ist. Im Gegensatz zur Immunität bezeichnet man nach BUCHNER ererbtes genotypisches Gefeitsein als *Resistenz*.

Bisher hat sich die Immunologie fast ausschließlich mit den Abwehrreaktionen von Wirbeltieren, besonders von Säugetieren beschäftigt.

Affinität

Avidität

Grundlegend für alle immunologischen Vorgänge ist die *Affinität*, die Kraft, mit der sich chemische Körper anziehen, die Bindungsfestigkeit. Mit dem Begriff der Affinität überschneidet sich weitgehend die *Avidität*. Während sich die Affinität auf die Reaktion des bindenden Bereiches des Immunglobulin-Moleküls mit der determinanten Gruppe des Antigens bezieht, betrifft die Avidität auch die Valenz der Antikörper und die Bindung der Antigen-Antikörper Komplexe. In der Blutgruppenserologie versteht man unter Avidität die Geschwindigkeit, mit der eine Agglutination eintritt und das Reaktionsmaximum erreicht.

Bindungskräfte

Bindungskräfte

Die bei der Antigen-Antikörper-Bindung zur Geltung kommenden Kräfte lassen sich in 4 Gruppen unterteilen:

1. Coulomb-Kräfte
2. Wasserstoffbrückenbindungen
3. Hydrophobe Bindungen
4. Van der Waals'sche Kräfte

Nach Coulomb ist die Anziehungskraft dem Quadrat der Entfernung der Ladungen umgekehrt proportional. Die Anziehungskraft nimmt also beträchtlich zu, wenn sich die Ladungen einander nähern. Bei Halbierung des Abstandes vervierfacht sich die

Anziehungskraft. In der Biologie sind *Coulomb-Kräfte* für die elektrostatische Anziehung entgegengesetzt geladener Gruppen zweier Proteinseitenketten verantwortlich, z. B. zwischen einer ionisierten Aminogruppe (NH_3^+) eines Proteins und einer ionisierten Carboxylgruppe (-COO^-) eines anderen Proteins. Elektrostatische Kräfte können auch durch Ladungsübertragung zwischen Antikörper und Antigen entstehen. Tryptophan könnte zum Beispiel als Elektronendonor ein Elektron an eine Elektron-annehmende Gruppe z. B. Dinitrophenyl abgeben. Dadurch entstünde eine positive Ladung auf dem Antikörper und eine negative auf dem Antigen.

Coulomb-Kräfte

Wasserstoffbrückenbindungen sind relativ schwach und reversibel. Sie spielen sich zwischen hydrophilen Gruppen ab (-OH,-NH_2,-COOH) und kommen nur bei starker Annäherung zweier Moleküle, die diese Gruppen tragen, zustande.

Wasserstoffbrückenbindung

Hydrophobe Bindungen sind bis zu 50% an der Gesamtstärke der Antigen-Antikörper-Bindung beteiligt. Hydrophobe Bindungen sind ohne den Begriff der Entropie nicht zu verstehen. Entropie ist neben der Energie einer der wichtigsten Grundbegriffe der Physik. Sie läßt Unterscheidungen zwischen umkehrbaren (reversiblen) und nicht umkehrbaren (irreversiblen) Vorgängen zu. Sie bleibt bei einem reversiblen Vorgang unverändert, bei einem irreversiblen nimmt sie zu. Da die Entropie ihre Größe nur bei irreversiblen Vorgängen ändert, kann man in ihr ein Maß der Nichtumkehrbarkeit sehen. Kommt Wasser mit hydrophoben Molekülen in Kontakt, mit denen es keine H-Brückenbindungen ausbilden kann, so wird es sich nur an andere Wassermoleküle anlagern können. Die Zahl der H-Brückenbindungen ist dann nicht so groß wie bei einer völligen Umgebung mit weiteren Wassermolekülen. Die Entropie ist also niedriger; denn je größer die Kontaktfläche zwischen Wasser und hydrophober Oberfläche ist, um so niedriger ist die Entropie, um so höher der Energiegehalt. Wenn die hydrophoben Gruppen (z. B. zweier Proteine) aneinander lagern, werden die Wassermoleküle zwischen den Makromolekülen verdrängt. Ihre Oberfläche, soweit sie mit Wasser in Berührung steht, wird kleiner und die hydrophoben Moleküle nehmen im Vergleich zum getrennten Zustand ein niedrigeres Energieniveau ein. Dadurch besteht zwischen ihnen eine Anziehungskraft.

Hydrophobe Bindungen

Van der WAALS'sche Kräfte sind intermolekulare Kräfte, die auf der Wechselwirkung zwischen den äußeren Elektronenwolken beruhen. Das Wesen dieser Wechselwirkung ist mit einer zeitweiligen Störung der Elektronenverteilung eines Moleküls vergleichbar. Es bilden sich Dipole, die ihrerseits wieder eine Störung der Elektronenwolke im benachbarten Molekül verursachen. Die beiden induzierten Dipole ziehen sich gegenseitig an. Diese Anziehungskräfte sind der siebten Potenz der Entfernung proportional.

Van der Waals'sche Kräfte

Rezeptor und Ligand

Je nach Verteilung der elektrischen Ladung, die sie tragen, ziehen Molekülgruppen einander an, oder stoßen sich ab. In den meisten Fällen ist die Stärke dieser Interaktion, die Affinität, so gering, daß es zu keiner Haftung kommt. Gelegentlich wird die Anziehungskraft zwischen zwei sonst nicht miteinander in Beziehung stehenden Molekülen so stark, daß eine instabile Verbindung gebildet wird. Ist nun eines dieser Moleküle größer als das andere, wird es als *Rezeptor* bezeichnet. Das Molekül, das an den Rezeptor bindet, wird nach dem lateinischen ligare (binden) Ligand genannt. Gelegentlich kann der *Ligand* auch größer als der Rezeptor sein. Wenn ein Rezeptor einen Liganden bindet, betrifft die Interaktion nicht das ganze Molekül. Sie beteiligt nur eine kleine Region auf der Rezeptoroberfläche, die Kombinations-Seite (combining site) und eine kleine Region auf der Oberfläche des Liganden (Epitop, antigene Determinante, oder einfach Determinante, weil sie die Bindungsaffinität bestimmt). Die Rezeptor-Ligand-Verbindung ist der Beginn einer Immunreaktion. Es folgt die *Phagozytose*, die Vereinnahmung, Ingestion des Rezeptor-Liganden-Komplexes. Das Rezeptorprotein wird den Parasiten umhüllen und dadurch mit dessen Aktivitäten im Wirt interferieren. Die Bindung kann auch die Konfiguration des Proteins derart verändern, daß es in der Lage ist, mit den Makrophagen des Wirtes in Wechselwirkung zu treten. Dann würde es als *Opsonin* (WRIGHT) wirksam. Mit der Opsonisierung nimmt die Effizienz der Phagozytose erheblich zu.

Rezeptor

Ligand

Phagozytose

Opsonin

METSCHNIKOFF entdeckte 1883 die Bedeutung der Phagozytose für die Infektabwehr. 1903 erkannten WRIGHT und DOUGLAS die phagozytosefördernde Wirkung von Antikörpern und damit die Beziehungen zwischen humoralen und zellulären Abwehrmechanismen.

Rezeptorgene

Rezeptorgene treten in spezialisierten Zellen, in den Lymphozyten auf. Die Nachkommenschaft einer bestimmten derartigen Zelle trägt ohne Ausnahme denselben Rezeptor. Dementsprechend bildet sie einen Klon – eine Gruppe von Zellen –, die alle von derselben Stammzelle abgeleitet werden. Da verschiedene Zellen verschiedene Rezeptoren exprimieren, ist die Lymphozytenpopulation der Wirbeltiere ein Mosaik von Klonen, die alle möglichen Epitope abdecken. Wird ein Epitop durch einen Rezeptor eingefangen, so wird der betroffene Lymphozyt stimuliert. Er teilt sich. Es bildet sich ein Klon mit identischer Spezifität, es ist eine klonale Selektion eingetreten. Lymphozyten selbst haben die Fähigkeit, terminal zu differenzieren oder in einem teilweise differenzierten Stadium Monate und Jahre zu verbleiben. Sie können auch zwischen einem Stadium der Ruhe und einem der Hyperaktivität wechseln, in dem sie sich teilen und Klone von beträchtlicher Größe generieren. Die meisten von Ihnen treffen nie auf ein passendes Epitop. Die wenigen jedoch, die einem passenden Liganden begegnen, werden aktiviert und leiten eine Abwehrreaktion ein. Weil die initiale Begegnung mit dem Antigen nur eine oder wenige Zellen betrifft, müssen sich die Lymphozyten sehr schnell vermehren, um eine Abwehrreaktion aufzubauen. Die Amplifikation (Verstärkung) der Antwort durch Zellproliferation dauert einige Tage. Dann entwickelt sich die Immunantwort. Bei nachfolgenden Begegnungen mit demselben Antigen ist das System derart amplifiziert, daß es fast sofort auf den Parasiten reagieren kann.

Amplifikation

Von der Stammzelle zur reifen Zelle

Entwicklung Stammzelle - reife Zelle

In der dritten Entwicklungswoche findet man im menschlichen Embryo die ersten hämatopoetischen Stammzellen in der Wand des sekundären Dottersackes. Hier befindet sich zwischen der Schicht des jeweils extraembryonalen Entoderms und des Mesoderms das Mesenchym, aus dessen Zellen sich die ersten Elemente des Blutes bilden. Erythroblasten sind die ersten Blutzellen im Dottersack. Im zweiten Monat verlagert sich die Blutbildung vom Dottersack in die Leber, die von einer Stammzellpopulation aus der Neuralleiste besiedelt worden ist. Jetzt erscheinen die ersten Lymphozyten im Blut. Im dritten Monat findet man dann noch eine zusätzliche Blutbildung in der Milz, die durch haematopoetische Stammzellen aus der Leber besiedelt wurde. Erst im fünften Monat wandern die Stammzellen endgültig ins Knochenmark, um dort für den Rest des Lebens zu bleiben. Die Abb. 3 (modifiziert nach ERSLEV, A.J. und WEISS, L. [1986] in W.J. WILLIAMS et al. Hematology, 3. Aufl. McGRAW-Hill, New York) gibt einen Überblick über den zeitlichen Ablauf der Blutbildung im menschlichen Körper.

Zeitlicher Ablauf der Blutbildung

Abb. 3: Blutbildung im menschlichen Körper während der verschiedenen Lebensalter.

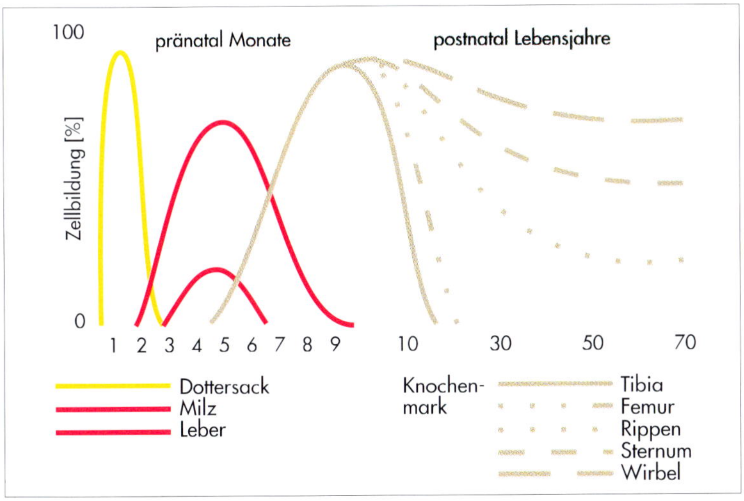

Beim Menschen endet die Blutbildung in Leber und Milz kurz vor der Geburt. Das Wachstum und die Differenzierung von hämatopoetischen Zellen hängt von *Kolonie-stimulierenden Faktoren* ab, die von verschiedenen Zellen abgeschieden werden.

Grundlagen der Phagozytose

Die Phagozytose

Das Wort Phagozytose ist ein griechisches Kunstwort, das sich aus phagein = fressen und Kytos = der Hohlraum, die Zelle zusammensetzt. Unter Phagozytose versteht man die Aufnahme von körperfremden oder körpereigenen Substanzen durch

Geschichte der Immunologie

Tab. 7: Zeittafel zur Geschichte der Immunologie

etwa 3000 vor Christus	Erfahrung lehrt, daß das Überstehen einer Seuche gegen diese feit
etwa 2000 vor Christus	Variolation in China und Indien
1721	Lady MONTAGU macht die Variolation in Westeuropa bekannt
1767	MARIA THERESIA läßt variolieren
1798	JENNER führt die Vakzination ein
1881	PASTEUR entwickelt eine Milzbrandvakzine
1883	METCHNIKOFF erkennt die Bedeutung der Phagozytose für die Immunität
1885	PASTEUR läßt die erste Tollwutimpfung eines Menschen durch zwei befreundete Ärzte durchführen
1890	von BEHRING entdeckt Antikörper gegen das Diphtherietoxin im Serum
1891	Erste Di-Heilserum-Impfung in Berlin
1895	DENYS und LECLEF finden eine beträchtliche Steigerung der Phagozytose durch Immunisierung
1896	PFEIFFER und KOLLE führen im Robert Koch Institut die Typhus und Paratyphus Impfung ein
1897	EHRLICH gibt seine Seitenkettentheorie bekannt
1899	BORDET entdeckt Komplement
1900	LANDSTEINER: Entdeckung der ABO-Blutgruppen und der natürlichen Isohaemagglutinine
1902	RICHET und PORTIER: Entdeckung der Anaphylaxie
1903	WRIGHT: Beziehung zwischen Opsonin und Phagozytose
1905	von PIRQUET und SCHICK: Beschreibung der Serumkrankheit
1921	CALMETTE und GUERIN führen die BCG-Impfung oral ein
1922	FLEMING: Lysozym
1923	RAMON führt am Pasteur Institut Diphtherie-Formoltoxoid zur Schutzimpfung ein
1924	BCG wird auch subkutan gegeben
1925	ZINSSER: unterscheidet Sensibilität vom Sofort- und vom Spät-Typ
1930-1935	HEIDELBERGER und KENDALL: quantitative Studien über die Präzipitationsreaktionen von Antigen und Antikörper
1936	Im französischen Heer wird die Tetanus-Toxoid-Impfung für Soldaten und Pferde eingeführt
1937	Erster Großeinsatz von Gelbfieberimpfstoff
1982	Erster Großeinsatz von Hepatitis-B Impfstoffen

Tab. 8: Für immunologische Leistungen verliehene Nobelpreise

1901	von BEHRING: Heilserumbehandlung
1908	EHRLICH und METCHNIKOFF: Standardisierung des Di-Heilserums und zelluläre Immunologie
1913	RICHET: Anaphylaxie
1919	BORDET: Immunität
1930	LANDSTEINER: Blutgruppen
1960	BURNET und MEDAWAR: erworbene Immunität, Toleranz gegen Transplantate
1984	JERNE, MILSTEIN, KÖHLER: Netzwerktheorie, Hybridoma-Technik
1987	TONEGAWA: Bildung von Antikörpern, genetische Grundlagen

Nobelpreise für immunologische Forschung

„Freßzellen" (Phagozyten) und ihren anschließenden Abbau durch Fermente. Man unterscheidet Makrophagen und Mikrophagen. Zu den letzteren gehören die wichtigsten Phagozyten, die weißen Blutkörperchen. Sie dringen durch die Wand der Blutgefäße und phagozytieren als Wanderzellen im Körpergewebe, z. B. in einem Entzündungsherd.

Kolonie-stimulierende Faktoren (CSF)

Zur Kultivierung hämatopoetischer Zellen benötigt man „Kolonie- stimulierende Faktoren", colony stimulating factors (CSF). Die Zusammensetzung der Zelltypen variiert in Abhängigkeit von der Anwesenheit koloniestimulierender Faktoren und kann durch deren Zugabe beeinflußt werden. Zur Zeit sind 4 derartige Faktoren gut charakterisiert. Sie werden unter den folgenden Abkürzungen aufgeführt: Mix-CSF, GM-CSF, G-CSF und M-CSF. Die Abkürzungen stehen für den Zelltyp, dessen Wachstum durch Zugabe des jeweiligen CSF stimuliert wird. Die Abb. 4 soll die Phagozytose von opsonierten Bakterien nach Haftung über Antikörper und die Komplementfraktion C3b erläutern.

Immunantworten auf Infektion

Abb. 4: Phagozytose von Antibiotika-geschädigten, opsonierten Bakterien durch neutrophile Granulozyten. Haftung über Antikörper und Komplement C3b.

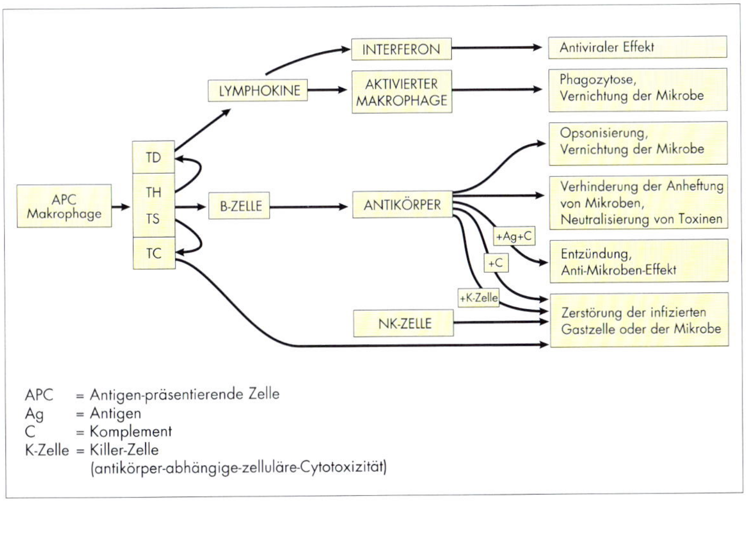

Mix-CSF
Interleukin-3
GM-CSF

G-CSF
M-CSF

Mix-CSF wird auch Multi-CSF oder Interleukin-3 genannt. Es induziert das Wachstum von pluripotenten Zellen in neutrophile und basophile Granulozyten, Monozyten, Megakaryozyten, Mastzellen und erythroide Zellen. GM-CSF läßt Kolonien wachsen, die neutrophile und eosinophile Granulozyten sowie Monozyten enthalten. G-CSF und M-CSF unterstützen das Wachstum von Granulozyten und Makrophagen. Demnach überlappen sich die Wachstumsfaktoren in ihrer Spezifität. Die induzierten Kolonien werden auch von der Konzentration des Faktors beeinflußt. Zum Beispiel induzieren G-CSF und M-CSF in niedrigen Konzentrationen die Differenzierung eines bestimmten Zelltyps, während beide Faktoren in höheren Konzentrationen die Formation von Granulozyten und gleichzeitig von Monozyten stimulieren. Die Gene für die Wachstumsfaktoren M-CSF, GM-CSF und Multi-CSF finden sich in der gleichen Region auf dem langen Arm des Chromosoms 5. Diese Region enthält auch das Gen zur Kodierung des M-CSF-Rezeptormoleküls, das auch c-fms Onkogen genannt wird. Typisch ist, daß man bei Patienten mit Leukämie oder Anämie häufig eine Deletion im langen Arm des Chromosoms 5 (del [5] q) findet. Wachtumsfaktoren werden in vitro von einem breiten Spektrum von Zellen produziert. Dabei stellen normale Zellen M-CSF her. Die anderen 3 Faktoren werden nur nach Aktivierung freigesetzt. Zum Beispiel produzieren Monozyten Wachstumsfaktoren nach Stimulation mit Endotoxin, Interferon-gamma oder Phorbolestern. Durch Stimulation mit Interleukin-1 und Tumornekrosefaktor können Fibroblasten und Endothelzellen zur Synthese von G-CSF und M-CSF angeregt werden. Alle 4 Faktoren wirken über Rezeptoren an der Zelloberfläche. Diese Rezeptoren sind spezifisch für den jeweiligen Wachstumsfaktor.

Die verschiedenen Immunzellen entwickeln sich entweder im Thymus (T-Lymphozytenreihe) oder im Knochenmark. Die einzelnen reifen Zellen werden im folgenden kurz charakterisiert.

Zelluläre Immunologie

Zelluläre Immunologie

Paul Ehrlich führte Ende des 19ten Jahrhunderts die Bezeichnungen *„Neutrophile, Eosinophile und Basophile“* ein. Seine damaligen Befunde basieren auf seinen Versuchen, Zellen wie Textilien anzufärben. Dabei kann man davon ausgehen, daß einige Zellbestandteile negativ geladen sind und daher mit positiv geladenen (sauren) Farbstoffen reagieren, während andere Zellteile positiv geladen sind und dementsprechend mit negativ geladenen (basischen) Farbstoffen reagieren. Diese Grundtatsachen ermöglichen die Trennung in azidophile, basophile und neutrophile Zellen.

Kolonie-stimulierende Faktoren

Tab. 9: Koloniestimulierende Faktoren des Menschen und der Maus
(nach Jan KLEIN: Immunologie VCH 1991, Seite 15)

Faktor	Synonyme	MG	Unter-ein-heiten	Herkunft	in den Kolonien gefundene Zellinien	MG des Rezeptors	Rezeptor Unter-einheit
Mix-CSF	IL-3, BPA, HCGF, MCGF, PSF, CSF-2α	19.000-20.000	1	T-Lymphozyten	N, Eo, MC, M, E, MEG	75.000 60.000	1
GM-CSF	MGI-IGM, CSF-2, Pluripoetin-α CSF-GM, CSFα NIF-T	23.000	1	T-Lymphozyten, Endothelzellen, Makrophagen, Fibroblasten	N, Eo, M	51.000 130.000	1
G-CSF	MGI-IG, CSF-β MGI-2, Pluripoetin	25.000	1	Makrophagen, Monozyten, Fibroblasten	N, Eo	150.000	1
M-CSF	MGI-IM, CSF-I	45.000 70.000	2	Fibroblasten, Monozyten Endothelzellen	M	165.000	1

BPA, Burst-induzierende Aktivität (engl.: *burst promoting activity);* CSF, Kolonie-stimulierender Faktor (engl.: *colony stimulating factor);* Erythrozyten; Eo, Eosinophile; G, Granulozyten; GM, Granolozyten, Monozyten; HCGF, Hämatopoetischer Wachstumsfaktor (engl.: *haematopoietic cell growth factor);* IL-3, Interleukin-3; M, Monozyten/Makrophagen; MC, Mastzelle (engl.: *mast cell);* MCGF, Mastzell-Wachstumsfaktor (engl.: *mast cell growth factor);* Meg, Megakaryozyten; MGI, Makrophagen- und Granulozyten-Induktor (engl.: *macrophage and granulocyte inducer);* N, Neutrophile; NIF-T, Neutrophilen-inhibierender Faktor aus T-Lymphozyten (engl.: *neutrophil inhibiting factor, T cell derived);* PSF, P-Zell-stimulierender Faktor (engl.: *P-cell stimulating factor).*

Giemsa-Färbung

Die *Giemsa Färbung* wurde von dem deutschen Apotheker Gustav Giemsa (1867 bis 1948) eingeführt. Sie stellt eine Mischung aus positiv geladenem (kationischem, basischem) Methylenblau und negativ geladenem (anionischem, saurem) rotem Eosin dar. Diese Farbmischung färbt das Zytoplasma blaugrau, die Kerne purpurrot und die Granula purpurblau oder -rot. Bei der Purpurfärbung spricht man von Neutrophilen, bei der Blaufärbung von Basophilen und bei der Rotfärbung von Eosinophilen.

Neutrophile

Neutrophile Granulozyten

Neutrophile Granulozyten machen mit 50-70% den Hauptanteil der Leukozyten des Blutes aus. In der Zellmembran der Neutrophilen befinden sich Rezeptoren, die Immunglobuline (Fc-Rezeptoren) und Komplement (C3b und C5a Rezeptoren) binden, sowie beta-adrenerge und Insulin-Rezeptoren. Nach einer Entwicklungsdauer von 10 Tagen verlassen die Neutrophilen das Knochenmark und begeben sich in den Blutstrom. Dort mischen sie sich etwa 6 Stunden lang mit den anderen Blutzellen. Sowie sie Kapillaren erreichen, zwängen sie sich bis in die äußersten Zonen des strömenden Blutes und wandern dann in einem klaren Teil des Plasmas weiter. Man spricht von einer Margination. Amöboid bewegen sie sich pro Minute um etwa das 3-fache ihrer eigenen Länge fort. Da sich die Neutrophilen bei dieser Bewegung durch das Gewebe „quetschen“, spricht man von einer Diapedese (Hindurchquetschen). Neutrophile durchwandern besonders gern Schleimhäute. Diese Wanderung hält etwa 5-6 Tage an. Dann stirbt der Neutrophile. Er kehrt nicht in den Blutkreislauf zurück. Die Aufgabe der Neutrophilen ist es, Fremdkörper aufzuspüren. Wenn dies erfolgt, phagozytiert der Neutrophile das Objekt und schüttet den Inhalt seiner Granula darauf. Es tritt eine Degranulation ein. Die aktiven Substanzen der Granula zersetzen das Objekt.

Eosinophile Granulozyten

Eosinophile

Eosinophile stellen unter normalen Bedingungen weniger als 4% der Leukozyten. Davon befinden sich nur etwa 1% im Blut, der Rest in den Geweben. Der Kern der eosinophilen Granulozyten ist meist zweisegmentiert. Das Zytoplasma ist nach Eosin-Methylenblau-Färbung mit leuchtend roten Granula ausgefüllt. Diese sind von einer Phospholipidhülle umgeben. Im Inneren befinden sich Proteine (Aminosäuren, Kat- und Anionen, Lipide und Enzyme). 50% des Granulaproteins stellt das „major basic protein“ (MBP), das Parasiten und Gewebezellen zerstören kann. Funktionell bewirken die Eosinophilen zusammen mit Makrophagen die zytotoxische Zerstörung von Parasiten, die in Form einer IgE-Antikörper abhängigen Zytotoxizität ohne Beteiligung von Lymphozyten abläuft. Eosinophile und Makrophagen besitzen Fc_{ε}-Rezeptoren, die durch IgE zellaktivierend verändert werden. Dadurch kommt es zur Degranulation und zur Abgabe von Peroxidase.

Eosinophile neutralisieren auch von Mastzellen abgegebene Entzündungsmediatoren (z. B. Histamin, 5-Hydroxy-Tryptamin, Bradykinin, Leukotriene). Auf diese Weise begrenzen sie die anaphylaktische Typ I Entzündungsreaktion. Im Streß kommt es durch ACTH- und Kortikosteroidausschüttung zu einer Verminderung der Eosinophilen (Eosinopenie). Demgegenüber führen Östrogene, Androgene und β-Rezeptorenblockade zu einer Vermehrung der Eosinophilen.

Basophile Granulozyten

Basophile

Der Kern eines Basophilen ist unregelmäßig begrenzt, aber ohne die bei anderen Granulozyten zu beobachtende Unterteilung in mehrere Segmente. Die Granula färben sich mit basischen Farbstoffen intensiv dunkelblau. Diese Granula enthalten Histamin, Heparin und viele Enzyme (Decarboxylase, Histidin-dehydrogenase, Diaphorase). Basophile sind die seltensten Zellen im Blutausstrich. Gelegentlich sind sie im Blut nicht zu entdekken, obwohl sie in den gleichen Geweben gefunden werden wie Neutrophile und Eosinophile. Ihre physiologische Funktion ist bis heute nicht bekannt.

Die Gesamtheit der gekörnten Knochenmark- und Blutzellen nennt man Granulozyten. Man kann davon ausgehen, daß täglich etwa 100 Milliarden Granulozyten im Knochenmark eines erwachsenen Menschen gebildet werden.

Monozyten und Makrophagen

Monozyten, Makrophagen

Im Gegensatz zu den bereits erwähnten Zellen haben Monozyten und Makrophagen eine wesentlich längere Lebensdauer. Sie können Monate und selbst Jahre lang leben. Der Monozyt ist die größte Zelle des Blutes. Er hat einen Durchmesser von etwa 15 µm. Das halbe Zellvolumen wird von einem nierenförmigen Kern ausgefüllt. Das Chromatin ist in feinen Streifen parallel angeordnet. Das in der Giemsafärbung grau-blaue Plasma enthält rosa bis violette Granula, die das Zytoplasma gelegentlich rosa erscheinen lassen. Die Oberfläche eines Monozyten ist sehr faltig. Diese Faltung stellt zusätzliche Flächen für Fortbewegung und Phagozytose dar. Beim Embryo gehören die Monozyten zu den ersten Zellen, die im Dottersack erscheinen. Monozyten verlassen das Knochenmark beim Erwachsenen sofort nach der letzten Teilung des Promonozyten. Im Blut halten sie sich etwa 3 Tage auf. Im erwachsenen Menschen zirkulieren insgesamt etwa $1{,}7 \times 10^9$ Monozyten. Das sind 1-6% aller Blutleukozyten. Ständig verlassen Monozyten den Kreislauf. Während sie auf die andere Seite der Kapillarwand wandern, verwandeln sie sich im umliegenden Gewebe in Makrophagen. Dabei wachsen sie auf das 5- bis 10-fache ihrer ursprünglichen Größe. Sie steigern ihre phagozytotische Kapazität, erhöhen den Gehalt an hydrolytischen Enzymen in ihren Lysosomen, steigern gleichzeitig die Zahl ihrer energieproduzierenden Mitochondrien und vergrößern ihren Golgi-Apparat, um mehr Lysosomen produzieren zu können.

Im Gewebe können die Makrophagen zu wandernden Zellen werden oder an Ort und Stelle verbleiben. Die stationären Makrophagen bilden kleine Arme (Dendriten), mit denen sie sich festhalten. Man kann auch von fixierten Makrophagen sprechen. Sie warten in dieser Stellung auf eine in der Nachbarschaft ablaufende Infektion. Diese fixierten Makrophagen werden im Bindegewebe unter der Haut oder um Muskeln herum *Histiozyten* genannt, in der Milz *Uferzellen*, in der Leber *Kupfferzellen,* im Gehirn *Mikroglia,* in der Niere *Mesangiumzellen*, in der Lunge *Alveolarmakrophagen* und in den erythropoetischen Inseln des Knochenmarks *Ammenzellen.*

Histiozyten
Uferzellen
Kupfferzellen
Mikroglia
Mesangiumzellen
Alveolarmakrophagen
Ammenzellen

Die freien Makrophagen wandern unaufhörlich durch die Gewebe. Sie sind über den ganzen Körper verstreut und phagozytieren, was sich findet. Freie Makrophagen haben einen Durchmesser von 25 bis 50 µm. Sie sind also beachtlich große Zellen. Sie besitzen große Fortsätze, die Lamellipodien genannt werden und eine große Zahl fingerförmiger Ausstülpungen (Mikrovilli) an ihrer Oberfläche. Sie halten sich an Glasoberflächen fest und nehmen Lebendfarbstoffe, z. B. Trypanblau, in sich auf. Dabei werden ihre Granula intensiv angefärbt.

Makrophagen Granula

Die Makrophagen besitzen 2 unterschiedliche Arten von Granula. Einmal gibt es Körnchen, die aus modifizierten Lysosomen bestehen und den azurophilen Granula der Eosinophilen entsprechen. Diese Granula enthalten viele hydrolytische Enzyme, die bei der Phagozytose zur Verdauung eingesetzt werden. Die zweite Art von Körnchen besitzt keine alkalische Phosphatase. Die tatsächliche Funktion dieser Granula ist zur Zeit noch nicht bekannt.

Makrophagen besitzen wie Neutrophile und Monozyten eine Reihe von Rezeptoren auf ihrer Oberfläche. Diese erleichtern die Aufnahme von Mikroorganismen. Zusätzlich exprimieren Makrophagen und Monozyten Antigene, die auf anderen Zellreihen nicht vorhanden sind und deshalb als Marker gelten. Während die Neutrophilen sterben, wenn sie zuviel Material aufgenommen haben, phagozytieren die Makrophagen unaufhörlich weiter. Stellen sich die aufgenommenen Partikel, z. B. Tuberkulosebakterien, als unverdaulich heraus, so verschmelzen etliche Makrophagen miteinander und bilden Riesenzellen, die den Angreifer gefangen halten. Die Makrophagen lösen spezifische Abwehrmechanismen aus, indem sie Antigene aufnehmen und sie den T-Lymphozyten anbieten. Makrophagen können, wenn sie aktiviert sind, auch einige Tumor- und andere Zellen vernichten. Das engmaschige Netz, das die Monozyten und die Makrophagen bilden, wird als mononukleäres Phagozytensystem (MPS), oder als reticuloendotheliales System (RES) bezeichnet.

MPS, RES

Die Antikörperantwort

Antigene

1. Antigene

Die beschriebenen Grundlagen der Immunologie und der Phagozytose sind die Voraussetzung für die Freisetzung und Erkennung der Antigene durch T-Lymphozyten, die unter anderem dann B-Lymphozyten zur Antikörperbildung anregen. Am Beginn der Antikörperbildung steht also die Antigenpräsentation durch Phagozytose bzw. bei kleinen Antigenen oder Antigenfragmenten durch direkte Anlagerung an einen Rezeptor ohne vorherige Phagozytose.

Antigenpräsentation

MHC
MHS

Allgemein versteht man unter *Antigenpräsentation* die Wechselwirkung zwischen Zellen, die das Antigen auf ihrer Oberfläche tragen (sogenannte antigenpräsentierende Zellen) und T-Lymphozyten, die das Antigen in Verbindung mit ihren Histokompatibilitäts-Determinanten (MHC) erkennen. Diese gehören zum Histokompatibilitäts-System (MHS), das die genetische

Region beinhaltet, deren Genprodukte eine bedeutende Rolle für die Unterscheidung körpereigener und -fremder Antigene und für die Kontrolle der entsprechenden immunologischen Mechanismen spielen.

Zwei Klassen von Gengruppen werden innerhalb des MHS unterschieden:

Histokompabilitätsgene (MHC I)

Histokompatibilitätsgene, die die Immunantwort gegenüber zellgebundenen Antigenen steuern (MHC I).

(MHC II)

Histokompatibilitätsgene, die die Immunantwort über die Beeinflussung der Antigenpräsentation durch Makrophagen, B-Lymphozyten und andere Zellen steuern (MHC II).

Die große Bedeutung dieser beiden MHC-Klassen ergibt sich aus der Wirkung der Antigene, z. B. als Transplantationsantigene, oder auch aus Korrelationen zum Auftreten bestimmter Krankheiten.

Plasmamembran

Die MHS-codierten Glykoproteinketten an der Plasmamembran bestehen aus 3 Segmenten: einem zytoplasmatischen, einem membrangebundenen und einem extrazellulären Segment. Die schwere Kette der MHC Klasse I hat ein MG von etwa 44.000 und wird in 3 sogenannte Domänen eingeteilt (α_1, α_2, α_3). Die leichte Kette ist β_2-Mikroglobulin. Die MHC-Klasse II- Ketten gliedern sich nur in 2 Domänen (α = MG ca. 32.000, β = MG ca. 28.000).

Aktivierung von T-Zellen Antigenpräsentierende Zellen

Die Aktivierung der T-Zellen erfolgt nicht durch freies Antigen, sondern nur durch Antigen, das in Verbindung mit Klasse II-Haupthistokompatibilitäts-Strukturen präsentiert wird. Zu den antigenpräsentierenden Zellen gehören vor allem die Monozyten und Makrophagen. Dazu kommen noch durch ihre hohe lysosomale Aktivität dendritische Zellen (Langerhans-Zellen), B-Lymphozyten und Endothelzellen. In der Haut des Menschen kommen 10^9 Langerhans-Zellen vor. Sie stellen 2-4% aller Epidermis-Zellen und können in lokale Lymphknoten wandern. Wenn ein Antigen die oberste Hautschicht, das Stratum corneum, durchdringt, wird es von den Langerhans-Zellen phagozytiert, aufbereitet und zusammen mit einem Histokompatibilitätsantigen auf der Zelloberfläche ausgestellt (siehe Abbildung 5).

Histokompatilitätsantigen

Trifft nun ein T-Lymphozyt mit korrespondierenden Rezeptoren auf diese Langerhans-Zelle, so wird er aktiviert und formt einen Interleukin-1-Rezeptor. Interleukin-1, das auch von Keratinozyten hergestellt werden kann, besetzt den Rezeptor und regt den T-Lymphozyten zur Synthese und Freisetzung von Interleukin-2 an. Dieses wird freigesetzt und besetzt Rezeptoren anderer T-Lymphozyten aus der Haut, aus Lymphknoten und aus der Milz. Die T-Zellen bilden gleichzeitig während der Abgabe von Interleukin-2 auch Rezeptoren für Interleukin-2 an ihrer Oberfläche, so daß eine Selbststimulation eintritt, die die T-Lymphozy-

Antigenpräsentation

Abb. 5: Antigenpräsentation

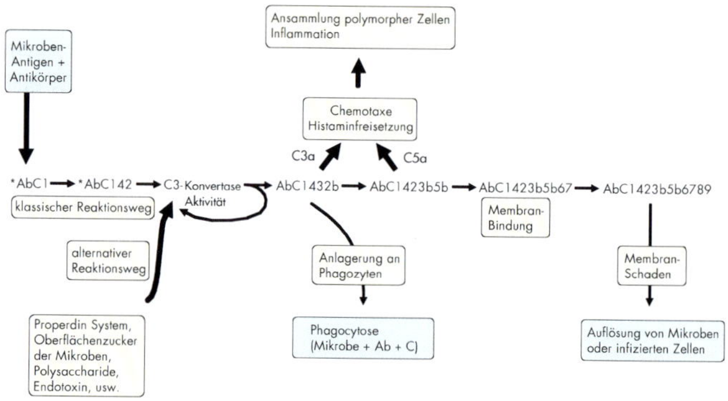

ten zur Vermehrung anregt. Dadurch entsteht ein Zellklon, der sich gegen das eingedrungene Antigen richtet.

Die Antigenpräsentation verläuft in den folgenden Schritten:

1). Bindung des Antigens

2). Endozytose

3). Internalisierung und lysosomaler Abbau

4). Rezirkulation der Antigenbruchstücke zur Oberfläche

5). Assoziation mit Klasse II-MHC-Determinanten

Wird einer dieser 5 Schritte verhindert, so kommt es nicht zu einer Immunantwort.

Die meisten Antigene sind Proteine oder Proteine in Kombination mit anderen Substanzen. Polysaccharide und andere komplexe Moleküle können ebenfalls als Antigene auftreten.

Haptene

Haptene sind unvollständige Antigene. Sie bestehen oft aus kleinen Molekülen (z. B. Zucker), die alleine keine Antikörperbildung auslösen, sondern erst nach Anschluß an ein Protein vollwertige Antigene werden.

Fremdkörperentdeckung

Die Entdeckung eines Antigens als Fremdkörper durch eine T-Zelle ist tatsächlich die Erkennung des Antigens mit Klasse II-Histokompatibilitäts-Molekülen. Nach dieser spezifischen Wahrnehmung kooperieren T-Zellen mit B-Zellen in ihrer Nachbarschaft, die ebenfalls das fremde Antigen erkannt haben. Sie erhalten nun von den T-Zellen Signale zur Differenzierung, Proliferation und Antikörper-Produktion. Die wirkungsvolle Antikörperausschüttung gegen die meisten Antigene hängt von einer T-Zell-Kooperation ab. Diese T-Zellen werden T-Helferzellen (Th-Zellen) genannt. Dies bedeutet, daß die meisten Antigene T-Zellabhängig sind. T-unabhängige Antigene sind z. B. Endotoxine und Pneumokokken Polysaccharide. Th-Zellen kooperieren mit cytotoxischen (Tc) Zellen und mit T-Zellen, die für die verzögerte Überempfindlichkeit (delayed hypersensitivity) (Tdth) zuständig sind. Nach Erkennung der Antigene vernichten die Tc-Zellen alle Zellen, die das betreffende Antigen zusammen mit Klasse I Histokompatibilitäts-Molekülen präsentieren. Tdth-Zellen sprechen auf Klasse I und auf Klasse II Histokompatibilitäts-Moleküle an und scheiden anschließend kräftige Mediatoren ab, die Lymphokine genannt werden.

verzögerte Überempfindlichkeit

2. Spezifische zelluläre Immunologie

Lymphozyten

T-Zellen
B-Zellen

Wir unterscheiden bei den Lymphozyten zwischen T- und B-Zellen. Die *T-Zellen* sind thymusabhängig (daher T-Zelle), die *B-Zellen* nicht. Ihre Bezeichnung leitet sich von der *Bursa fabricii* ab. Dies ist ein nur bei Vögeln ausgebildetes lymphoides Organ, das sich am Enddarm befindet und für die Entwicklung der humoralen Immunologie verantwortlich ist. Als Bursa-Analogon und verantwortlich für die Entwicklung des B-Lymphozytensystems gilt nach FICHTELIUS (1966) das gesamte Darmepithel beziehungsweise das Darm-assoziierte lymphoide System (GALT = gut associated lymphoid tissue). Diese Hypothese wird seit 1972 bezweifelt. Nach ABDOU und ABDOU kann das Knochenmark selbst als Bursa-Äquivalent angesehen werden. Die Abbildung 6 gibt einen Überblick über die Entwicklung der T- und B-Zellen.

CD-Antigene

Im Lichtmikroskop unterscheiden sich B- und T-Lymphozyten mit den üblichen Färbungen praktisch nicht. Unterschiede bestehen hinsichtlich des Enzymgehaltes und der Ultrastruktur. Auf der Oberfläche von B-Zellen, aber nicht von T-Zellen, lassen sich Immunglobuline nachweisen. Es gibt wenigstens drei CD-Antigene, die auf nahezu allen T-Lymphozyten des Menschen, ruhend oder aktiviert, gefunden werden. Es sind dies CD2, CD3 und CD5. Dabei steht CD für „Cluster of differentiation". CD2 und CD3 fehlen auf B-Lymphozyten, CD5 findet sich bei einem Teil der B-Lymphozyten. Am bekanntesten sind von den T-Lymphozyten die Antigene CD4 (Helfer-T-Zelle) und CD 8 (Suppressor-T-Zelle). Die Mehrzahl der B-Lymphozyten des Menschen exprimieren CD 19-, CD 20-,CD 21-, CD 22-, CD 42-, CDw 32-, CD 37, CD 39- und CD40-Antigene. Diese Antigene werden nicht auf T-Lymphozyten gefunden. CD4 funktioniert auch als Klasse II/HIV-Rezeptor, CD 21 als Komplementrezeptor (CR2) und gleichzeitig als Rezeptor für das Epstein-Barr Virus. Beim CDw32-Antigen handelt es sich um den Fc-Rezeptor Fcγ-RII. Tabelle 10 gibt einen Überblick über die Verteilung der T- und B-Lymphozyten in einigen Organen des Menschen.

Beide Lymphozytentypen (T und B) tragen auf ihrer Oberfläche Antigen bindende Rezeptoren, die selbst wieder als Antigen

Reifung von T- und B-Zellen

Abb. 6: Heranreifen von T- und B-Zellen (nach I. M. ROITT: Leitfaden der Immunologie, Dr. Dietrich Steinkopff Verlag, Darmstadt, 1984, Seite 8)

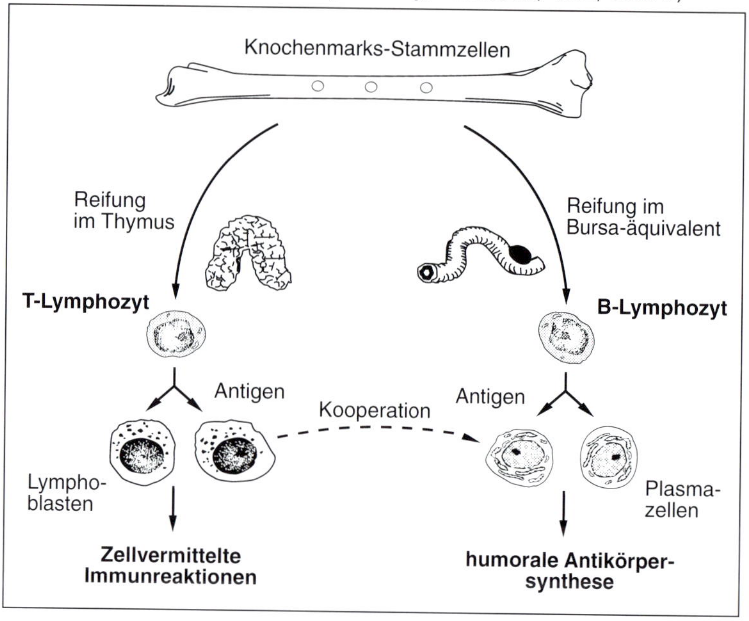

Antigenspezifische Idiotypen

wirken können und *Idiotyp* genannt werden. Jede B- oder T-Zelle hat einen antigenspezifischen Idiotyp auf seiner Oberfläche, der von anderen T- oder B-Zellen erkannt werden kann. Dies bedeutet, daß Lymphozyten, die den Idiotyp auf anderen Lymphozyten erkennen, die Möglichkeit haben, diese Zellen zu inaktivieren. So kann das An- und Abschwellen einer Immunreaktion durch Lymphozyten kontrolliert werden. Die endgültige Hemmreaktion einer Immunantwort wird durch eine spezielle Klasse T-Lymphozyten, durch die T-Suppressor-Zellen (CD8 oder Ts) geregelt.

3. Humorale Immunologie

Immunglobulin-rezeptoren

Lymphozyten treffen nicht weit von der Eintrittsstelle eines pathogenen Mikroorganismus oder einer nichtkörpereigenen Substanz auf die meist von Makrophagen freigesetzten Antigene. Von den vielen B-Zellen mit verschiedenen Immunglobulinrezeptoren werden nur die angeregt, die Rezeptoren besitzen, die das Antigen binden. Dies sind immer nur wenige Zellen. Es folgt

Verteilung von T- und B-Zellen beim Menschen

Tab. 10: Organverteilung von T- und B-Lymphozyten beim Menschen

Organ	% Lymphozyten:	T	B
Blut		55 - 75	15 - 30
Knochenmark		7	$>$ 75
Lymphknoten		75	25
Milz		50	50
Thymus		$>$ 99	$<$ 0,5

die Klonierung. Nach der Bindung von Antigen müssen die B-Zellen Th-Zellen finden, die Rezeptoren für das gleiche Antigen exprimieren. Diese Th-Zellen geben Wachstums und Differenzierungssignale an die B-Zellen ab, so daß, solange Antigen und Th-Zellhilfe vorhanden sind, Teilungszyklen der B-Zellen fortgesetzt werden. Von diesen nachfolgenden B-Zellen entwikkeln sich einige zu Gedächtniszellen, die in einen Ruhezustand eintreten, bis sie wieder mit dem Antigen in Berührung kommen. Die Masse der Tochterzellen differenziert in Plasmazellen, die für wenige Tage eine große Antikörpermenge abscheiden und dann sterben. Die Antikörper werden von der Lymphe und vom Blut durch den ganzen Körper transportiert. Die Erstbegegnung mit einem Antigen führt zu einer Erstreaktion *(Priming)*, die 7 bis 9 Tage dauern kann. Die Zweitbegegnung *(Booster)* verläuft durch die Gedächtniszellen stürmisch und läßt oft schon nach 48 Stunden einen deutlichen Antikörperanstieg erkennen.

Priming

Booster

5. Immunglobuline

(H. D. Brede)

Wenn Säugetiere, einschließlich Mensch, erwachsen werden, sind sie mit einer Vielzahl immunogener Substanzen in Berührung gekommen und haben gegen die meisten Antikörper gebildet. Die Immunglobuline im Serum sind der Beweis dieser umfassenden Immunisierung. Alle Immunglobuline sind Glykoproteine, also „Zucker-Eiweißverbindungen".

L-Ketten
H-Ketten

Durch Untersuchungen von PORTER und EDELMAN (Nobelpreis 1972) wurde die Grundstruktur der Immunglobuline aufgeklärt. Die Grundeinheit der Immunglobuline hat ein Molekulargewicht von annähernd 150.000 und besteht aus je zwei identischen schweren und leichten Ketten. Die leichten Ketten werden L-Ketten (L = light), die schweren H-Ketten (H = heavy) genannt. Diese Ketten formen ein Y. Zusammengehalten werden die Polypeptidketten durch Disulfid- und durch nichtkonvalente Wasserstoffbrücken. Die leichten Ketten haben immer ein Molekulargewicht (MG) von 22.500. Sie bestehen aus 210-220 Aminosäuren. Die schweren Ketten unterscheiden sich bei den verschiedenen Immunglobulinen. Sie besitzen ein MG zwischen 50.000 und 75.000. Die Anzahl der Aminosäuren ist für alle Isotypen bekannt. Außer Aminosäuren sind auch Kohlehydrate am Aufbau der Immunglobuline beteiligt. Je nach Isotyp beträgt ihr Anteil zwischen 2% und 14%. Leichte und schwere Ketten besitzen je einen variablen Abschnitt (V-Region) und einen konstanten Teil (C-Region). Die Aminosäurefolge des konstanten Teils ist bei jeder Tierart für den jeweiligen Immunglobulintyp einheitlich, die des variablen Teils dagegen sehr unterschiedlich. Die Antigenbindungsstelle wird von den variablen Teilen je einer leichten und schweren Kette gebildet. Durch die Kombination von V_H und V_L können etwa 10^7 verschiedene Antikörper entstehen. Die Basis für diese Heterogenität ist eine große Zahl von V-Genen, die bereits in der Keimbahn vorliegen. Bei Mäusen gibt es für die L-Ketten 100 bis 600 V-Gene, für die H-Ketten 70-400. Beim Menschen sind die genauen Zahlen noch nicht bekannt. Zu diesen Genen kommen noch die sogenannten J-Gene (J = joining), die die Verknüpfungssequenzen festlegen. Die H-Ketten werden zusätzlich noch durch D-Gene (D = diversity) beeinflußt, die zwischen

J-Gene
D-Gene
V-Gene

den V- und J-Genen liegen und beliebig mit den V-Genen kombiniert werden können. Zur Stabilisierung der Immunglobulin-Molekülstruktur tragen Disulfidbrücken bei.

Domänen und „Urgen“

Domänen

„Urgen“

Der durch eine Disulfidbrücke begrenzte Abschnitt einer Kette ist in seiner Struktur gefestigt und wird als eine „Domäne“ bezeichnet, für die typisch ist, daß sie nur sehr schwer durch Proteasen gespalten wird. Dagegen sind Kettenteile, die zwischen Domänen liegen durch Enzyme leicht zu spalten. Alle Domänen sind einander homolog. Da die in ihnen feststellbare Aminosäuresequenz zwar verschieden, aber doch ähnlicher ist, als sie bei unabhängiger Entstehung zu erwarten wäre, nimmt man ein „Urgen“ an, das die Information für einen Abschnitt enthielt, der einer Domäne entsprach. Durch Verdoppelung dieses Gens entstanden die Strukturgene, die heute den genetischen Code für die Ketten enthalten. Papain spaltet die Grundeinheit des Immunglobulins in zwei gleichartige Fab- und ein Fc-Fragment. Die Fab-Fragmente enthalten die variablen Teile der Ketten und damit auch die Bindungsstellen für Antigene. Das Fc-Fragment dient der Ankopplung der Komplementfraktionen und beeinflußt die Membranfixierung und Membrandurchlässigkeit.

Die 5 Immunglobuline des Menschen

Beim Menschen kommen 5 Klassen von Immunglobulinen vor. Sie werden nach einem Vorschlag der WHO IgA, IgD, IgE, IgG und IgM genannt. Tabelle 11 gibt einen Überblick über die angeführten Immunglobuline. Entwicklungsgeschichtlich ist IgM die älteste Form der Immunglobuline. Sie wird auch heute noch als erste Klasse dieser humoralen Abwehr gebildet. IgM-Titer sind allgemein ein Zeichen einer frischen Infektion und deshalb diagnostisch besonders wichtig. Sie werden durch IgG-Antikörper

Immunglobuline des Menschen

Tab. 11: Immunglobuline des Menschen

Eigenschaft	IgG	IgM	IgA	IgE	IgD
Mol.Gewicht	150.000	900.000	385.000	190.000	180.000
schwere Kette	gamma	mü	alpha	epsilon	delta
Halbzeit (Tage)	25	5	6	2	2,8
%-Gehalt vom Gesamt-immunglobulin	80	6	(13)	0,002	0 - 1
Komplement-bindung	+	++	+/−	−	−
Übertragung auf Nachkommen	über Plazenta	0	über Milch	0	0
Verhältnis im Blut	50% - 60%	90 + %	0	sehr niedrig	90 + %
im Gewebs-wasser	40% - 50%	<10%	0	−	0
in Sekretionen	0	0	100%	hoch	0

nach wenigen Wochen abgelöst. Diese geben dann jedoch keinen Anhalt mehr für eine akute Infektion. Sie können als „Erinnerungstiter" Einblick in frühere Infektionen geben.

Funktion der Immunglobuline

Zur Funktion der Immunglobuline ist folgendes zu bemerken:

IgG: hauptsächliches systemisches Immunglobulin

IgM: erscheint als erstes bei einer Immunantwort

IgA: befindet sich auf Schleimhautoberflächen

IgE: Überempfindlichkeitsreaktionen, befindet sich auf der Oberfläche von Epithelien

IgD: unbekannt, befindet sich größtenteils auf der Oberfläche von B-Zellen

IgG

IgG

Beim Menschen stellt die IgG-Fraktion den Hauptanteil der zirkulierenden Immunglobuline. Sie hat den grundsätzlich aus vier Ketten zusammengesetzten, Y-artigen Strukturaufbau. Abb. 7 zeigt die Struktur eines IgG.

IgG-Moleküle

Abb. 7: IgG-Immunglobulin

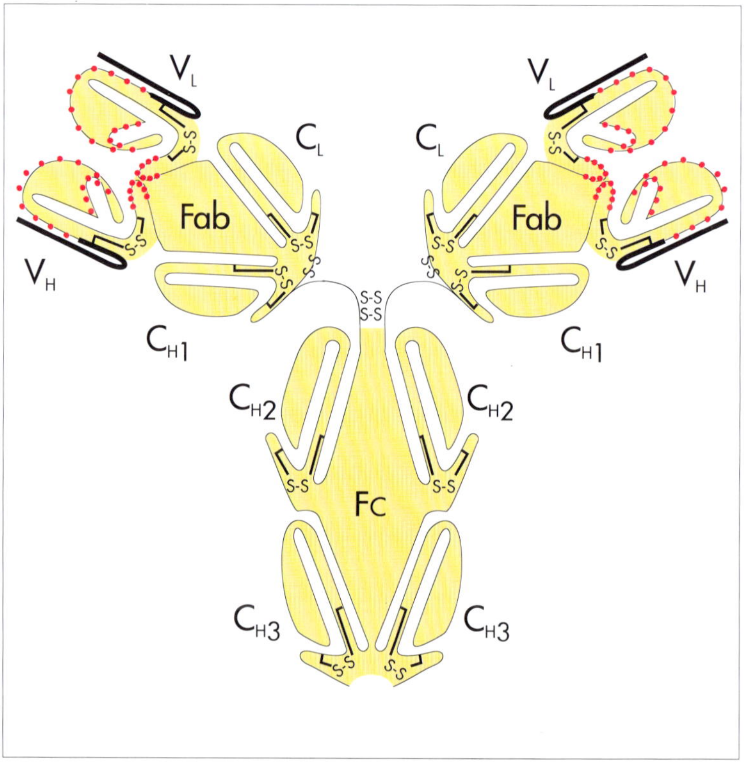

Das Molekül besteht aus 2 leichten und aus 2 schweren Ketten, die durch Disulfidbindungen zusammengehalten werden. Die beiden leichten Ketten gehören entweder zum kappa oder zum lambda-Typ, die schweren sind gamma Typen. Die antigenreaktiven Enden der leichten und schweren Ketten haben eine einmalige Aminosäurenfolge, die auf ein Antigen spezifisch eingerichtet ist. Der Rest der Kette ist dann für die ganze Gruppe von Antikörpern identisch. Die Fab-Fragmente stellen die „Fangarme" des Immunglobulins dar. Fc hat keine antigenreaktiven Seiten, besitzt aber die chemischen Gruppierungen, die Komplement aktivieren und mit Rezeptoren an der Oberfläche von Makrophagen und Polymorphkernigen reagieren. Damit fördert das Fc-Fragment die Anlagerung des mit Antikörper bedeckten Mikroorganismus an Phagozyten und gibt dabei dem Antikörper opsonische Aktivitäten. Das Fc Fragment besitzt auch die Fähigkeit, den Transport von IgG durch die Plazenta einzuleiten. IgG kann die Plazenta bei Menschen, Primaten, aber nicht bei Nagetieren, Rindern, Schafen und Schweinen durchdringen. Der größte Anteil des IgG befindet sich im Blut. In kleineren Mengen ist es aber auch außerhalb der Blutgefäße im lymphatischen System, in peritonealer, synovialer, cerebrospinaler Flüssigkeit und im Gewebswasser enthalten. Seine Konzentration erhöht sich erheblich bei Entzündungen, wobei auch die lokale Synthese eine Rolle spielt. Die IgG Fraktion hat vier Untergruppen: IgG_1, IgG_2, IgG_3 und IgG_4. Diese unterscheiden sich in der Zusammensetzung ihrer schweren Ketten und in biologischen Eigenschaften, z. B. der Plazentapassage, in der Komplementbindung und der Anheftung an Phagozyten (Tabelle 12). Über die Bedeutung dieser Untergruppen bei infektiösen Krankheiten ist noch wenig bekannt.

Fc-Fragment

IgG-Untergruppen IgG_1 - IgG_4

Etwa 75% der Immunglobuline im Serum gehören zum IgG-Komplex, dessen Konzentration im Serum von 800 bis 1.700 mg/100 ml beträgt. IgG ist die am besten untersuchte Immunglobulinklasse. PORTER und EDELMAN trugen wesentlich zur Aufklärung der IgG-Struktur bei. Das Molekül besteht aus 2 L-Ketten und 2 H-Ketten, die gamma-Ketten genannt werden. Beide sind durch Disulfidbrücken verbunden. Es gibt 4 Untertypen (IgG1, IgG2, IgG3 und IgG4). Die gamma-Ketten haben beim IgG1 ein Molekulargewicht von 50.000 bei einer Länge

Tab. 12: Eigenschaften der IgG Subklassen des Menschen

	IgG1	IgG2	IgG3	IgG4
Prozent am Gesamt-IgG	65	23	7	4
Komplementbindung	++++	++	++++	+/–
Plazentatransfer	+	+	+	+
passive Hautanaphylaxie	+	–	+	+
Bindung an Fc-Rezeptoren von Monozyten	+	–	+	–

IgG-Untergruppen des Menschen

von 446 Aminosäuren und einem Kohlenhydrat-Anteil von etwa 2%. Die 4 Subtypen kommen bei jedem Menschen vor. Sie zeigen in den C_H-Regionen eine etwa 95%ige Sequenzidentität. Die gamma-3-Kette hat ein höheres Molekulargewicht von etwa 60.000. Durch Papain wird IgG in Fab- und Fc-Fragmente gespalten.

IgG ist als bivalenter Antikörper in der Lage, lösliche Antigene zu präzipitieren, korpuskuläre zu agglutinieren oder unter Komplementbeteiligung aufzulösen. Im Normalserum dominiert

IgG 1

IgG1 mit etwa 66%. Täglich werden etwa 32mg/Kg mit einer biologischen Halbwertszeit von 23 Tagen hergestellt. Ein Mensch erreicht im 7. bis 8. Lebensjahr die Normalwerte des IgG in seinem Serum. IgG kommt auch in Sekreten vor.

Die IgG-Produktion wird besonders durch Injektion von Protein- und Virus-Antigen angeregt. Auf die zuerst vorherrschende IgM-Produktion übt IgG einen negativen feedback aus. IgG-Titer bedeuten, daß der Patient eine Infektion überstanden hat. Diese kann längere Zeit zurückliegen.

IgM

IgM

IgM ist ein Polymer aus 5 Grundeinheiten, die grundsätzlich dem IgG entsprechen, jedoch andere schwere Ketten „μ“ enthalten. Das MG von IgM entspricht etwa 900.000. Weil das IgM ein derart großes Molekül ist, bleibt es auf das Gefäßsystem beschränkt. Die biologische Bedeutung des IgM liegt vor allem darin, daß es fünf mal die antigenreaktiven Seiten des IgG besitzt. Dementsprechend hat es eine besonders hohe Avidität und eignet sich besonders gut zur Agglutination von Mikroorganismen und ihren Antigenen. Gleichzeitig besitzt IgM fünf mal die Anzahl der Fc Seiten, ist dementsprechend fünf mal so komplementbindend. So garantieren z. B. 30 Moleküle IgM nach Bindung an E. coli dessen Auflösung durch Komplement. Dazu wären zwanzig mal so viele IgG Moleküle erforderlich. Abbildung 8 zeigt die IgM Struktur.

IgM wird als erster Antikörper in einer Infektion gebildet. Eine Infektionskrankheit ist ein Wettrennen zwischen der Vermehrung und Ausbreitung der infizierenden Mikroorganismen und der Immunantwort. IgM verschwindet im Verlauf einer Infektion verhältnismäßig schnell, meist schon nach 2 Wochen. IGM Antikörper signalisieren eine frische Infektion oder eine persistierende. So wird eine Schwangere mit einer kürzlich aufgetretenen Röteln-ähnlichen Erkrankung IgM-Antikörper gegen Röteln haben, wenn die Erkrankung wirklich durch Röteln verursacht wurde. Als Beispiel für die persistierende Infektion mögen die Masern gelten. Selten verbleiben Masernviren im Hirn von Kindern, statt vernichtet zu werden. Das progressive Weiterbestehen der Masernviren im Hirn bedingt die tödliche subakute

Abb. 8: IgM-Struktur

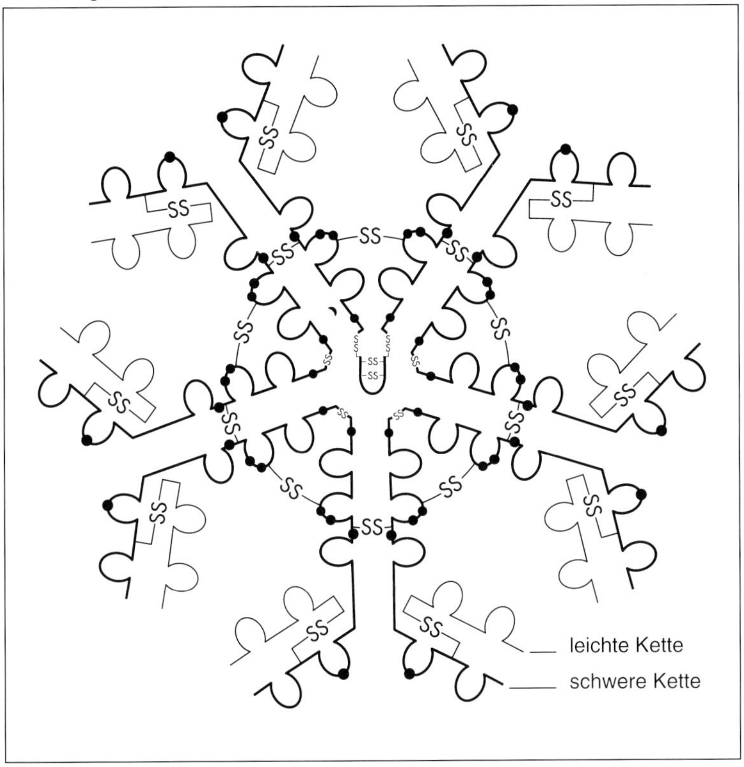

IgM-Aufbau

subakute sklerosierende Panencephalitis

sklerosierende Panencephalitis, die erst 5-10 Jahre nach der primären Infektion ausbrechen kann. IgM-Antikörper sind bei dieser Krankheit wegen der fortgesetzten, kontinuierlichen Infektion nachweisbar.

IgM-Antikörper sind nicht nur die ersten Antikörper, die im Verlauf einer Infektion auftreten. Sie sind auch entwicklungsgeschichtlich die ersten Antikörper. Bei primitiven Wirbeltieren, z. B. beim Neunauge, einem fischähnlichen Wirbeltier aus der Klasse der Rundmäuler, kommen nur IgM-Antikörper vor. Im fünften bis sechsten Entwicklungsmonat reagiert der menschliche Foetus auf Infektionen fast ausschließlich mit IgM-Antikörpern. Die Anwesenheit von IgM im Nabelschnurblut signalisiert eine intrauterine Infektion. Von den mütterlichen Antikörpern kann nur IgG die Plazenta durchdringen.

IgA

IgA

Sekretorisches IgA ist der hauptsächliche Antikörper auf Schleimhäuten und in der Muttermilch, vor allem im Colostrum. IgA ist ein Dimer. Es besteht aus 2 Einheiten der 4 Ketten-Grundstruktur (Abb. 9) mit einer schweren alpha Kette mit einem eingelagerten besonderen „sekretorischen Stück". Die sekretorische IgA hat ein MG von 385.000. Sie ist kaum fähig,

IgA-Molekül

Abb. 9: Schema eines dimeren IgA Moleküls

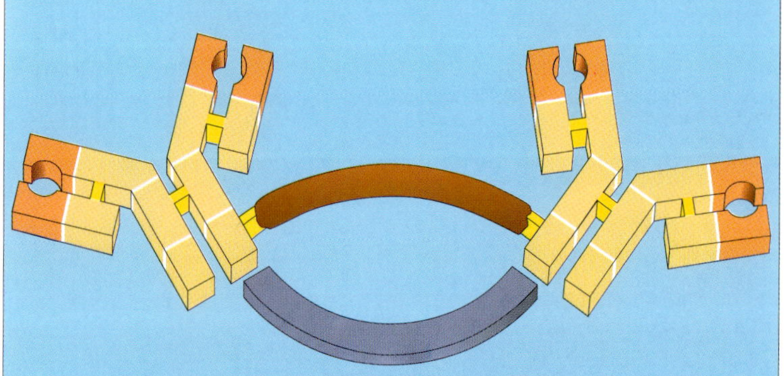

Strukturmodell des sekretorischen IgA, ausgefaltet.
Die sekretorische Komponente ist über Disulfidbrücken an die Immunglobulinstruktur gekoppelt. Die sogenannte J-Kette ist wahrscheinlich über basische Aminglykoside mit der endständigen Säuregruppe der Gammaglobulinmoleküle verbunden.

Chemotaxis

Komplement zu aktivieren, das im Gewebe zu Entzündung und Chemotaxis führt, aber kaum auf Schleimhäuten vorkommt. IgA muß im Verdauungskanal wirken. Das sekretorische Stück gibt ihm eine beachtliche Resistenz gegen proteolytische Enzyme, die alle anderen Immunglobuline übertrifft. In den submukösen Geweben besitzt das IgA kein „sekretorisches Stück". Es kommt über die Lymphwege ins Blut, um gesteigerte Serum-IgA-Konzentrationen zu den Schleimhäuten zu transportieren.

IgA im Darm

Im Darmtrakt sind Immunreaktionen von sehr großer Bedeutung, aber bis jetzt nicht befriedigend aufgeklärt. Einerseits müssen Kommensalen hier toleriert werden, andererseits ist der Schutz gegen Infektionen lebenswichtig. Die Submucosa des Darms enthält etwa 1.011 Antikörper bildende Zellen, nahezu die Hälfte des gesamten lymphoiden Systems. Im Darm des Menschen kommen 20-30 IgA Zellen auf eine IgG-Zelle. In jüngster Zeit wurde erkannt, daß das meiste sekretorische IgA aus der Galle kommt. Wenngleich einiges IgA, von submukösen Plasmazellen produziert, sich an die sekretorischen Stücke von Epithelzellen anheftet und dann das Darmlumen erreicht, landet doch das meiste IgA im Blut. In der Leber heftet es sich an sekretorische Stücke, die sich an der Oberfläche von Leberzellen befinden, und wird durch diese Zellen in die Galle geleitet. Dies ist vor allem bei Ratten und Mäusen der Fall, weniger beim Menschen. Darauf können die unterschiedlichen Ergebnisse mit oralen Totimpfstoffen bei Nagetieren und beim Menschen zurückzuführen sein. Eine Folge des IgA Kreislaufes ist, daß intestinale Antigene, die submuköse Zellen erreichen, dort mit spezifischem IgA eine Verbindung eingehen, das Blut als Immunkomplex erreichen, ausgefiltert und mit der Galle ausgeschieden werden.

Immunologie der Schleimhäute

Die IgA produzierenden Zellen selbst wandern in das lymphatische System ein, nachdem sie sich mit intestinalen Antigenen beladen haben. Mit dem Blutstrom gelangen sie zu den Speicheldrüsen und zu anderen Schleimhäuten, um dort als eine Art Wacht auf weitere „Fremdkörper" zu warten.

IgA-Antikörper sind wichtig für die Widerstandskraft der Schleimhäute gegen Infektionen, dies bedeutet besonders für den respiratorischen, den intestinalen und den urogenitalen Trakt. Trotzdem muß hervorgehoben werden, daß die meisten Patienten mit einem IgA-Mangel keine übermäßige Neigung zu Schleimhautinfektionen zeigen. Dies mag daran liegen, daß eine immunologische Kompensation durch Steigerung der IgG und der IgM-Antikörper in der Mucosa stattfindet.

IgD

IgD

IgD-Antikörper befinden sich überwiegend auf der Oberfläche von B-Lymphozyten. Daraus wird auf eine immunregulatorische Funktion geschlossen. In Seren klinisch gesunder Menschen finden sich 0,3-40,0 mg/dl IgD.

Das IgD wurde 1965 von ROWE und FAHEY bei der Analyse eines Plasmozytomserums entdeckt. Das Molekül besteht aus 2 identischen L-Ketten (kappa oder lambda) und aus 2 H-Ketten, die delta-Ketten genannt werden. Das MG beträgt etwa 180.000, der Kohlenhydrat-Anteil zwischen 11% und 14%. Die delta-Kette hat ein MG von 68.000 bis 71.000 und eine Länge von etwa 500 Aminosäuren. Sie besteht aus 5 Domänen mit einer ausgedehnten Scharnierregion (hinge-region). IgD besitzt eine spontane Zerfallsbereitschaft und ist sehr empfindlich gegen proteolytischen Abbau. Im Organismus ist das IgD zu 75% intravaskulär verteilt. Nur vereinzelt wurde es in Sekreten nachgewiesen. Seine Halbwertszeit beträgt 2,8 Tage.

IgE

IgE

IgE-Antikörper sind mengenmäßig schwach im Körper vertreten. Sie stellen nur etwa 0,002% der im Serum vorhandenen Immunglobuline. Dies darf jedoch nicht über ihre klinische Bedeutung hinwegtäuschen. IgE wird vor allem von Plasmazellen unter den respiratorischen und intestinalen Epithelzellen gebildet. Es heftet sich an Mastzellen und stellt unter anderem Antikörper, die für anaphylaktische Reaktionen verantwortlich sind. Wenn sich ein Antigen mit IgE verbindet, das an eine Mastzelle gekoppelt ist, kommt es zur Freisetzung von Mediatoren (Serotonin, Histamin etc.), die eine Entzündung hervorrufen.

6. Toleranz

(H. D. Brede)

Toleranz: Definition

Toleranz ist im weitesten Sinne die Duldung, das Geltenlassen fremder und andersartiger Arten, Anschauungen, Sitten und Gewohnheiten. Toleranz ist ein Zeichen von Selbstvertrauen im Bewußtsein der Gesichertheit der eigenen Position. Biologisch gesehen ist Toleranz eine spezifische Verringerung der Immunantwort gegen ein bestimmtes Antigen. Sie kommt durch das primäre Fehlen einer Immunantwort zustande und nicht durch eine aktive Suppression dieser Immunreaktion. Wenn eine schwache Reaktion auf die Antigene eines Mikroorganismus auftritt, dann ist der Infektionsvorgang, die Ansiedlung dieser Mikroorganismen, erleichtert und einer dauernden Anwesenheit steht nichts entgegen. Toleranz entspricht nicht dem Fehlen von Immunreaktionen, sondern nur einer besonderen Schwäche bestimmten Antigenen gegenüber. Die Toleranz spielt sich auf der Ebene der T-Zellen ab, entweder durch Nichtreagieren oder durch die Herstellung von Suppressor-T-Zellen. Im Gegensatz dazu sind B-Zellen zur „Tolerisierung" imstande, wenn sie während ihrer Differenzierung mit Antigen in Kontakt kommen. Gelegentlich wird von „schwachen Immunogenen" gesprochen, wenn eine Toleranz gegen die entsprechenden Antigene vorliegt. Alle Mikroorganismen haben zahlreiche Antigene auf ihrer Oberfläche. Wenn es zu einer Infektion kommt, muß eine „immunologische Schwäche" gegen die Mikrobenantigene vorliegen, die für die Infektion, die Persistenz und das Eindringungsvermögen zuständig sind. In der Auseinandersetzung mit dem Eindringling wird diese Immunschwäche überwunden, eine dauernde Abwehr entsteht. Die Toleranz kann humoral, zellulär oder kombiniert sein. Die zelluläre Immunität (CMI = cell-mediated immunity) ist besonders bedeutend bei Infektionen, die durch eine starke Antikörperbildung nicht beeinflußt oder (durch Maskierung!) sogar begünstigt werden. Toleranz ist selten 100%ig, aber schon eine mäßige Schwäche der Immunabwehr kann einen „Fremdling" begünstigen. Es gibt verschiedene Formen der Toleranz, die im folgenden erwähnt werden sollen.

Immunantwort und Toleranz

CMI

Toleranz und Antigendosis

Hinsichtlich der Antigendosis gibt es bei der Toleranz eine Art homöopathisches Gesetz: winzige Dosen eines Antigens verursachen oft Toleranz, mittlere Antigenkonzentrationen verursachen Immunität und hohe Dosen erneut Toleranz. Dementsprechend gibt es zwei Arten von Toleranz: Die „low dosis“ Toleranz und die „high dosis“ -Toleranz. Die niedrige Dosis-Toleranz kann über lange Zeit durch die häufige Einspritzung subimmunogener Dosen eines Antigens induziert werden. Vor allem kann dies bei erwachsenen Individuen, die bestrahlt, thymektomiert oder auf andere Weise immunologisch beeinträchtigt wurden, versucht werden. Vermutlich ist die „low dosis tolerance“ ein T-Zell Phänomen, weil T-Zellen empfänglicher für eine Tolerisierung durch niedrige Antigendosen sind als B-Zellen. Die „low dosis tolerance“ ist am besten an Mäusen erprobt. In den Anfangsjahren der Transplantationen wurde sie vom Verfasser an Pavianen mit Nierentransplantationen versucht, ohne daß sich durchschlagende Erfolge erzielen ließen.

In der Abbildung 10 werden niedrige und hohe Dosis Toleranz, in der Abbildung 11 die Empfänglichkeit von T- und B-Lymphozyten für ein Tolerogen dargestellt. Die Induktion von Toleranz ist grau schattiert, von Immunität nicht schattiert. Relative Werte sind für die Antigendosis und das Ausmaß der Reaktion angegeben. Der Toleranzgrad gegen humanes gamma Globulin ist in frei gewählten Einheiten dargestellt (nach CHILLER, J. M., HABICHT, G. S. und WEIGLE, W. O.: Science 171, 813, 1971).

„High-Zone“-Toleranz
„Low-Zone“-Toleranz

„High-Zone“ Toleranz kann sowohl eine T- als auch eine B-Zell-Angelegenheit sein. Die „Low-Zone“ Tolerenz betrifft nur T-Lymphozyten. Die T-Zell-Tolerenz hält Monate an, die B-Zell-

Niedrige und hohe Dosis Toleranz

Abb. 10: Niedrige und hohe Dosis Toleranz

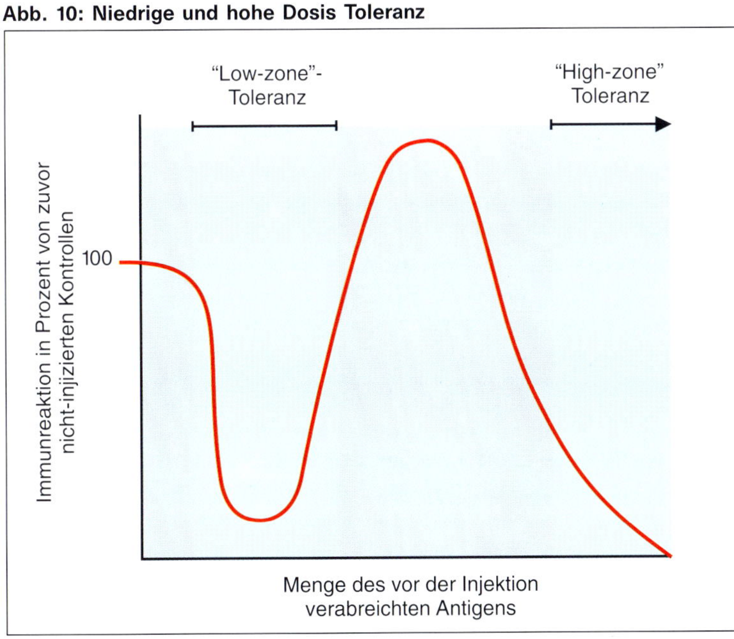

Tolerogen-Empfänglichkeit

Abb. 11: Empfänglichkeit von T- und B-Lymphozyten für ein Tolerogen

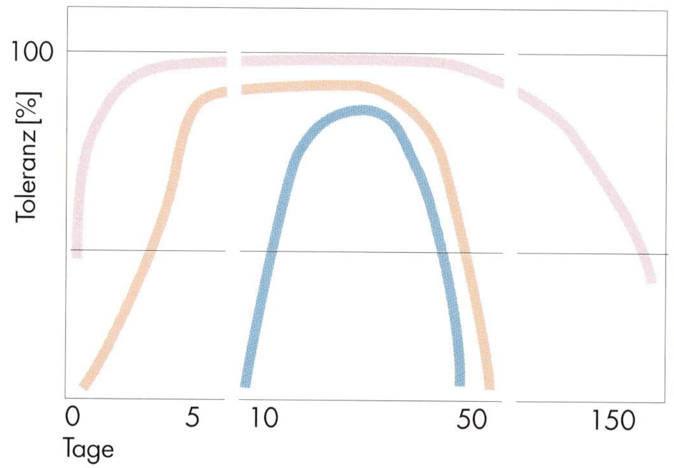

Toleranz nur wenige Wochen. Dies kann durch die schnellere Erneuerung von B-Lymphozyten im Vergleich zu T-Lymphozyten erklärt werden.

Periphere Toleranz

Periphere Toleranz

Unter „peripherer Toleranz" versteht man eine „Toleranz in Randlage", die sich in der Peripherie, entfernt von den immunologischen Zentren im Körper entwickelt. Einer der wichtigsten Prozesse bei der Entwicklung von „Selbst-Toleranz" ist die klonale „Löschung" autoreaktiver T-Zellen im Thymus. Diese eliminiert die autoreaktive Immunität aber nicht vollständig, denn autoreaktive T-Zellen können in die „Peripherie" entwichen sein. Sie werden nicht durch Anergie unwirksam gemacht, sondern durch T-Zellen beherrscht, die eine Immunantwort auf antigen-spezifische Weise unterdrücken. 1990 fand in Palo Alto ein Arbeitstreffen („workshop") statt, auf dem Fragen der antigen-spezifischen Suppression behandelt wurden. Vor allem wurden die Gene und Genprodukte, die von Suppressor-T-Zellen (Ts) eingesetzt werden, um Antigene einerseits zu erkennen, andererseits um die Immunreaktion abzuschalten, ausführlich untersucht. Es ergab sich, daß die Verwirrung, die über die Natur der Gene und der Genprodukte besteht, zu einem erheblichen Teil mit Unsicherheiten über Antigen-Rezeptoren zusammenhängt, die durch den Einsatz unstabiler T-Zell-Hybridome entstand, in denen nur 3% oder noch weniger Zellen tatsächlich als T-Suppressor-Zellen funktionierten. Eine gründliche Re-Analyse älterer und jüngerer T-Zell-Hybridome bewies, daß funktionierende T-Suppressor-Hybridome sowohl CD3 als auch TCR-alpha/beta^{+} exprimieren. Es wird angenommen, daß die meisten, wenn nicht sogar alle, Ts Antigen über TCR Gen Produkte erkennen.

Genetische Faktoren

Genetische Faktoren

Spezifische Immunantworten werden durch genetische Faktoren kontrolliert, die in einigen Fällen bekannt sind. Viele von den Tausenden von Genen, die eine spezifische Immunantwort kontrollieren, sind mit den Haupt-Histokompatibilitäts-Antigenen verbunden. Dies ist so bei Maus, Ratte, Meerschweinchen und auch beim Menschen. So finden sich bei der Maus Gene, die die Immunantwort auf Antigene des murinen Leukämie-Virus (Gross) steuern. Mäusestämme mit dem Rgv-1 („Recovery from Gross virus") Gen haben eine starke Immunantwort auf das Leukämievirus und auch gegen Zellen, die durch das Leukämievirus verändert wurden. Derartige Mäuse besitzen gleichzeitig das Histokompatibilitäts-Antigen H-2k. Sie sind gegen diese Art von Leukämie dominant-resistent. Mäusestämme, die das Gen nicht besitzen und auch andere Histokompatibilitäts-Antigene aufweisen, sind anfällig für diese Leukämie. Ein ähnliches Beispiel läßt sich für die „Mäusepocken", die durch das Ektromelie-Virus verursacht werden, aufstellen. Außer diesen Beispielen aus der Mäusepathologie gibt es zur Zeit kaum klare Beweise für eine genetische Determinierung der Schwäche spezifischer Immunantworten gegen Mikroben-Antigene. Beim Menschen ist die Stärke der Immunreaktionen gegen Streptokokken, Tetanus und gegen das Vaccinia-Virus mit dem Histokompatibilitätstyp (HLA) verbunden. Außerdem ist bekannt, daß Patienten mit tuberkuloider Lepra überwiegend den HLA-DR2-Typ aufweisen.

HLA-DR2-Typ

Zusätzlich werden auch Unterschiede in der Empfänglichkeit für Infektionen genetisch determiniert. So sind zum Beispiel Meerschweinchen, die aus Südamerika stammen, gegen südamerikanische Stämme von Yersinia pestis resistent, weil sich in ihrem Serum kein Asparagin befindet. Asparagin ist zum Wachstum dieser Bakterien erforderlich. Das Meerschweinchenserum enthält das Enzym Asparaginase. Diese Spezies-Toleranz ist also ebenfalls genetisch bedingt. Die Empfänglichkeit der Rinder-Plazenta für Brucella abortus ist mit der Anwesenheit von Erythritol, einem bakteriellen Wachstumsstimulator, verbunden. Dieser ist in der Plazenta des Menschen nicht vorhanden. Infolgedessen kommt es beim Menschen im Gegensatz zum Rind nach einer Infektion mit Brucella abortus nicht zum Abort.

Erythritol

Pränatale Infektion

Rubella-Mißbildungen

Pränatale Infektion

Häufig besteht ein gewisser Grad von Toleranz gegenüber Mikroorganismen, wenn die Infektion während des fetalen oder früh im postnatalen Leben eintritt. In der Vergangenheit wurde angenommen, daß jedes Antigen, das sich im Fetus während der Entwicklung des Immunsystems befand, als „selbst" – also als zum Organismus gehörend – betrachtet würde und deshalb keine Immunreaktion stattfand. Heute ist bewiesen, daß diese pauschale Begründung nicht zutrifft. Immunantworten kommen auch schon vor der Geburt vor, sie sind aber oft sehr schwach und reichen nicht aus, eine Infektion zu kontrollieren. So infiziert das Rubella-Virus den menschlichen Fetus, verursacht kongenitale Mißbildungen, obwohl der Fetus von der Mutter Rubella-Antikörper (IgG) empfängt und selbst IgM produziert. Die Ursache für die Mißbildungen ist in diesem Fall die besonders schwache zelluläre Abwehr, die es dem Virus möglich macht, während des fetalen Lebens und lange darüber hinaus im Körper zu existieren. In der Maus wird das LCM-Virus vertikal übertragen. Dies bedeutet, es wird über das Ei an den Fetus weitergegeben. Damit besteht eine Infektion von den frühesten Entwicklungsstadien an. Die kongenital infizierte Maus antwortet mit einer schwachen Antikörperbildung ohne zelluläre Abwehr gegen das Virus, das nun in den meisten Teilen des Körpers für die gesamte Lebenszeit des Tieres anwesend ist. Im Gegensatz hierzu entwickeln erwachsene Mäuse nach der Infektion mit LCM-Virus Antikörper und eine lebhafte zelluläre Abwehr, die nun zum Gewebeschaden und zum Tod führen kann.

Hyposensibilisierung

Anergie

Hyposensibilisierung von Immunzellen durch zirkulierende Antigene

Toleranz kann entstehen, wenn große Antigenmengen oder Antigen-Antikörperkomplexe in einem Körper zirkulieren. Als Beispiel hierfür können Patienten genannt werden, die an einer disseminierten Coccidiomycose oder an einer Cryptococcose leiden. Beides sind Pilzinfektionen. Sie weisen Antikörper auf, aber nahezu keine zelluläre Abwehr. Diesen Zustand nennt man auch *Anergie*. Sie entsteht durch ekzessive Mengen zirkulierender Antigene. Menschen, die an einer viszeralen Leishmaniasis (Kala-Azar) leiden, haben eine defektive zelluläre Abwehr gegen die Protozoen-Antigene. Gleichzeitig besitzen sie zirkulierende Leishmania-Antigene und leiden an einer chronisch systemischen Infektion. Die Antikörper allein schützen hier nicht gegen die weitere Ausbreitung der Krankheit. Der Mechanismus der „Tolerisation" spezifisch reaktiver zirkulierender T-Zellen läuft folgendermaßen ab: Wenn diese T-Zellen durch den Körper zirkulieren, können sie ihren üblichen engen Kontakt mit Makrophagen und B-Zellen nicht herstellen. Deshalb besteht nicht die Möglichkeit einer Ausschüttung von Interleukinen, Lymphoki-

nen und weiterer Cytokine, die die Grundlage für eine normale Immunreaktion lymphoider Gewebe darstellen. Nun können die T-Zellen hohen Konzentrationen von Antigen ausgesetzt werden. Unter diesen Umständen verlieren die Helfer-T-Zellen, obgleich sie nicht geschädigt sind, ihre Fähigkeit, auf spezifische Antigene zu reagieren. Sie sind entschärft. In ähnlicher Weise können sich entwickelnde B-Zellen durch direkte Aussetzung an Antigene immunologisch „impotent" werden.
Nach einer Syphilis-Infektion bilden sich immobilisierende und andere Antikörper. Es tritt auch eine zelluläre Reaktion zu Beginn auf. Diese verschwindet aber, wenn die Spirochäten sich vermehren und durch den ganzen Körper verbreiten. Lymphozyten von Patienten mit einer frühen sekundären Syphilis reagieren in vitro nicht auf Treponema pallidum. Im weiteren Verlauf des sekundären Stadiums, Wochen oder Monate nach der Infektion, erscheint die Reaktivität der Lymphozyten wieder. Nun sind auch verzögerte Hautreaktionen nachweisbar. Granulomata erscheinen in den Lymphknoten und der infektiöse Prozess kommt oft unter Kontrolle. Es ist nicht bekannt, warum Lymphozyten von Patienten mit früher sekundärer Syphilis nicht auf die pathogenen Spirochäten reagieren. Eine Antigen-spezifische Suppression stellt eine mögliche Erklärung dar. Alternativ kann man aber auch annehmen, daß T-Zellen durch zirkulierende Antigene und durch Antigen-Antikörperkomplexe hyposensibilisiert sind.

Molekulare Mimikry

Mikrobenantigene können körpereigenen Antigenen sehr ähnlich sein und dementsprechend schwache Immunreaktionen auslösen. In einem derartigen Fall spricht man von Molekularer Mimikry, die zur Toleranz führen kann. Ein Beispiel hierfür ist die Hyaluronsäurekapsel der Streptokokken, die identisch ist mit einem Hauptbestandteil des Bindegewebes von Säugetieren. Bacteroides-Spezies sind die häufigsten Mikroorganismen im Darmtrakt von Mäusen. Sie haben eine Antigengemeinschaft mit dem Darmgewebe der Maus. Kreuzreaktionen kommen selbst mit fetalem Mäuse-Gewebe vor, das antibakterielle Antikörper aus dem Serum absorbiert. Bacteroides-Mikroorganismen sind lebenslang Kommensalen der Maus, und Mäuse sind relativ unempfindlich gegen Bacteroides. Allgemein gibt es jedoch nur wenige Beispiele für Molekulare Mimikry als Ursache schwacher Immunreaktionen. Ganz im Gegenteil gibt es gute Beweise dafür, daß Antikörper gegen Mikroorganismen mit körpereigenem Gewebe kreuzreagieren und dadurch Krankheitssymptome hervorrufen. Beispiele hierfür sind die Glomerulonephritis und Vasculitis nach Streptokokkeninfektionen. Antigene des Treponema pallidum kreuzreagieren mit normalen Geweben und geben so die Grundlage für die Wassermann-Reaktion. Antigene des Epstein-Barr-Virus kreuzreagieren mit humanem fetalen Thymusgewebe und schaffen so die Ursache für den Paul-Bunnell-Test.

Molekulare Mimikry

nach Streptokokkeninfektionen

Paul-Bunnell-Test

Influenza-, Masern- und Mumps-Viren reifen durch Knospung an der Membran der infizierten Zelle und können Teile dieser Membran inkorporieren und verschleppen. Vor allem stammen die Hüllipide der Viren von der infizierten Zelle und ihre Kohlehydrat-Teile dienen als Antigendeterminanten. Derartige Viren verursachen kräftige, zellvernichtende Reaktionen beim Eindringen in neue Zellen. So kann man sich das Entstehen einer Myocarditis im Verlauf einer Influenza Infektion vorstellen. Es gibt aber auch Infektionen, bei denen die Antikörper mit nicht infizierten Zellen reagieren. Hierhin gehört z. B. Mycoplasma pneumoniae, dessen Antikörper Herz, Lunge, Hirn und rote Blutkörperchen anfallen können. So kommen die durch Kälte-Agglutinine verursachten seltenen haemolytischen Anämien zustande.

Kälte-Agglutinie

Toleranz-Aufhebung

Aufhebung der Toleranz

Eine experimentell erzeugte Toleranz kann durch Einspritzung eines Antigens, das mit dem, gegen das Toleranz erzielt wurde, kreuzreagiert, beendet werden. Aber auch zeitlich hält die Toleranz nur so lange, wie „Tolerogen" anwesend ist. Eine induzierte Toleranz wird nach und nach immer schwächer und verschwindet schließlich ganz. Eine einzelne Dosis Serumprotein kann neugeborene Mäuse für mehrere Monate tolerant machen. Um den toleranten Status zu verlängern, muß man die tolerogene Form des Antigens erneut injizieren. Antigene, die sich vermehren, z. B. Viren, die im Körper „schlummern", können eine lebenslange Toleranz bewirken.

Pseudotoleranz

Pseudotoleranz

Pseudotoleranz kann durch erschöpfende Immunisierung oder durch immunologische Paralyse entstehen. Man nimmt an, daß die erschöpfende Immunisierung durch eine Übermenge an Antigen ensteht, die so groß ist, daß alle B-Zellen dazu veranlaßt werden, zum Endstadium Antikörper produzierender Zellen zu differenzieren. Dabei werden keine Gedächtniszellen erzeugt. Die Differenzierung erschöpft also die Versorgung mit B-Lymphozyten, so daß es keine Erinnerung an das Antigen gibt und dementsprechend auch keine Reaktion auf nachfolgende Verabreichung desselben Antigens eintritt.

Immunologische Paralyse

Immunologische Paralyse wurde bei Pneumokokken, vor allem vom Typ III in der Maus bei Verabreichung von 180µg/Maus Polysaccharid beobachtet. Hohe Dosen des Pneumokokken-Polysaccharids binden sofort alle produzierten Antikörper, so daß diese nicht dazu kommen, das Tier zu schützen. Die immunologische Paralyse kann in der Maus in eine hochgradige Toleranz übergehen, wenn die Antigendosis auf 250µg/Maus erhöht wird. Nach einer derartigen Behandlung werden in der Milz der immunisierten Tiere keine antikörperbildenden Zellen mehr nachgewiesen.
Grundsätzlich wird Toleranz durch klonale Inaktivierung erreicht. Suppression ist nicht der eigentliche Mechanismus der Toleranz.

7. Zytokine

(Uwe Thums)

1. Einleitung

Definitionen

Zytokine vermitteln Informationen zwischen Zellen. Sie sind also Botenstoffe. Zu den Zytokinen gehören die Interferone, hämatopoetische Wachstumsfaktoren (wie Erythropoietin) und die koloniestimulierenden Faktoren, Interleukine und Tumornekrosefaktoren. Chemisch stellen die Zytokine eine heterogene Proteingruppe mit zellregulatorischen Eigenschaften dar. Zytokine – im angelsächsischen Sprachraum als „peptide growing factors" beschrieben – werden von einer Vielzahl verschiedener Zellsysteme im Körper als Antwort auf spezifische Signale produziert, ausgeschieden und an Rezeptoren auf der Zelloberfläche von bestimmten Zielzellen gebunden. Sie spielen eine wesentliche Rolle bei physiologischen Vorgängen und in der Pathophysiologie einer Reihe von Erkrankungen und sind eine ständig wachsende Gruppe von interzellulären Botenstoffen zum Informationsaustausch zwischen einzelnen Zellen. Bis November 1992 wurde im Fachschrifttum über 12 verschiedene Interleukine berichtet, von denen 10 durch ein internationales Nomenklaturkomitee beschrieben waren. Die äußerst heterogene Proteingruppe verfügt über einige gemeinsame Charakteristika, wie aus Tabelle 13 hervorgeht.

„Mäuse-immunologie"

Die Entdeckung der Zytokine verdanken wir der Grundlagenforschung, überwiegend der sogenannten „Mäuseimmunologie". Seit Beginn der Forschung an Zytokinen wurde eine Vielzahl von Beobachtungen publizistisch festgehalten. Oft erfolgte eine Mehrfachbeschreibung ein und desselben Stoffes unter verschiedenen Bezeichnungen. Der Begriff Zytokine wurde ursprünglich für „lymphokine like factors" aus virusinfizierten, nichtlymphoiden Zellen 1974 von Cohen verwendet. Seit 1986 wurde der Versuch unternommen, alle Zytokine zu ordnen.

„Self defense-system"

Diese Substanzen verändern die Eigenschaften anderer Zellen hinsichtlich einer verbesserten Wirtsabwehr. Die Zytokin-Bildung ist als primitivste zelluläre Abwehrleistung = „self defense system" aufzufassen. Ein abgeschlossenes, international zu gebrauchendes Ordnungssystem dieser biologischen Botenstoffe, das zudem auf Dauer nicht zu eng gefaßt wäre, gibt es noch nicht. Außerdem ist davon auszugehen, daß heute erst ein

Eigenschaften der Zytokine

Tab. 13: Eigenschaften der Zytokine

1.	Zytokine sind niedrigmolekulare (< 80 kD, meist 12-40 kD), häufig glykolysierte und sezernierte Proteine.
2.	Sie haben auto-, para-, endokrine Wirkung je nach Entfernung zwischen Produktions- und Zielzelle.
3.	Sie sind an der Immunantwort und an Entzündungsprozessen beteiligt, deren Stärke und Dauer sie regulieren.
4.	Wirksamkeit in picomolaren Konzentrationen, d. h. sie sind extrem potent und wirken nur lokal.
5.	Interaktion mit spezifischen, hoch aktiven Oberflächenrezeptoren.
6.	Nach Bindung am Rezeptor kommt es zu einer Änderung der zellulären Proteinsynthese.
7.	Jedes einzelne Zytokin hat vielfältige überlappende Effekte, die abhängig von der Zielzelle, der Zytokinkonzentration, dem Zeitpunkt und der gleichzeitigen Einwirkung anderer Faktoren sind.
8.	Zytokine agieren in einem Netzwerk, d. h. sie bedingen ihre gegenseitige Produktion, Induktion ihrer Rezeptoren und bewirken synergistische, additive, potenzierende oder antagonistische Einflüsse auf die Zielzelle, sie wirken nicht allein, sondern sind Bestandteil einer komplizierten Wechselwirkung aus vielen Botenstoffen.
9.	Interaktionen zwischen Zytokinen erfolgen in genau abgestimmten Gleichgewichtssystemen, die immunologische, entzündliche, proliferative und differenzierende Vorgänge der Zellen regeln.
10.	Ungewöhnlich im Vergleich zu anderen Peptidhormonen ist ein Wirkungseintritt schon bei bereits niedrig besetzter Rezeptorenzahl auf der Membran (nur einige 100 pro Zelle).
11.	Die meisten Zielzellen bilden Rezeptoren für gleichzeitig mehrere Zytokine aus; so kommt es zu einem Zusammenspiel mehrerer synergistisch oder antagonistisch wirkender Zytokine in hierarchischer Sequenz.
12.	Zytokine sind meist speziesspezifisch, d. h. tierische Zytokine wirken oft nicht beim Menschen.

Bruchteil aller Zytokine isoliert und beschrieben ist. Um sich jedoch einen Überblick zu verschaffen, ist es am günstigsten, den Begriff Zytokin als Überbegriff zahlreicher Untergruppen mit verschiedenen Wirkungskreisen und verschiedenen Produktionszelltypen anzusehen.

Gewinnung von Zytokinen

Gewinnung von Zytokinen

Bisher wurden Zytokine aus Zellinienkulturen in geringen Mengen gewonnen. Mit Hilfe gentechnologischer Methoden ist es möglich geworden, große Mengen reiner rekombinanter Zytokinpräparationen herzustellen. Damit ist der therapeutische Einsatz praktisch möglich. Während der letzten Jahre wurde deutlich, daß das Immun- und blutbildende System, ähnlich wie andere Organsysteme auch, zur Aufrechterhaltung einer Homöostase durch intra-, inter- und extrazelluläre Kommunikationsmechanismen und Regelkreise gesteuert wird. Mit der Entdeckung der Zytokine wurde klar, daß auch auf immunologischer Ebene die Prinzipien für Hormone und deren Rezeptoren gelten. Mit zunehmendem Einblick in das homöostatische System kann der Versuch unternommen werden, aus der Möglichkeit einer gezielten Modulation therapeutischen Nutzen zu ziehen analog der Therapie des Mamma- und Prostatakarzinoms durch:

1. Supression der Gonadenfunktion (LH-RH Substitution),
2. Verhinderung der Östrogenbildung (Inhibitoren der Aromatase) oder
3. durch Rezeptorblockade (Antiandrogene/Antiöstrogene).

Zwischen verschiedenen Regelkreisen gibt es Überschneidungspunkte.

2. Interleukine

Interleukine

Unter dem Begriff Interleukine (IL) werden verschiedene Zytokine zusammengefaßt, die vor allem von Leukozyten gebildet werden und auch auf Leukozyten wirken. Sie sind Antigen unspezifisch wirkende biologische Faktoren, die aus der Gruppe der Lymphokine abgetrennt wurden und als Kommunikationssignale zwischen ausdifferenzierten Leukozytenpopulationen wirken. Sie sind u. a. für die Differenzierung und Proliferation von T-Lymphozyten notwendig. Der Name Interleukin wurde 1979 auf dem 2. internationalen Lymphokin-Workshop in der Schweiz vorgeschlagen, um die bestehende Konfusion der Terminologie auf dem Gebiet der Mono- und Lymphokine abzubauen. Interleukine (IL) nehmen eine Zentralstellung im zytokinen Netzwerk der Immunregulation ein, IL 1, IL 3 und IL 6 haben zudem Bedeutung als haematopoetische Wachstumsfaktoren. Von den bekannten Interleukinen ist bisher hauptsächlich IL-2 in klinischen Studien ausgiebig getestet worden. Inzwischen liegen auch Erfahrungen mit dem Einsatz von IL-1, IL-3 und IL-6 vor. In naher Zukunft wird IL-1 in der Infekttherapie eingesetzt werden können.

Interleukin 1

Interleukin 1

Seine Freisetzung erfolgt nach Eindringen eines Fremdantigens (mikrobielle Invasion, Gewebeschäden, immunologische Reaktionen von Impfung bis Transplantation).

Produziert wird es hauptsächlich von Makrophagen/Monozyten aber auch von anderen akzessorischen Zellen, niemals jedoch von Lymphozyten und wirkt als Differenzierungssignal auf T-Zellen. Für diese Reaktionen ist es der bis heute bekannte wichtigste Mediator, die Reaktionen sind in den ersten Stunden nach der Infektion/Verletzung bemerkbar. Als Fieber auslösende Substanz, von Leukozyten freigesetzt, erscheint es in vielen Veröffentlichungen von 1940-1960 als „endogenes Pyrogen" oder „Pyrexin". Die Substanz ist nicht mit Endotoxin (Lipopolysacharid) identisch.

IL-1 hat ein MG von 12-16 kD (Maus), bzw. 12-15 kD (Mensch), zeigt keine genetische Restriktion, wirkt immunologisch unspezifisch.

IL-1 alpha
IL-1 beta

2 Genprodukte kodieren IL-1. Demenstsprechend unterscheidet man IL-1 alpha und IL-1 beta. Beide induzieren alle Eigenschaf-

ten von IL-1 zur Einleitung der Immunreaktion und der Aktivierung von Lymphozyten. Die Rezeptoren für IL-1, die nur vereinzelt an Zellen vorkommen, akzeptieren beide IL-1-Formen, das meiste membrangebundene IL-1 ist jedoch die Alphaform, während die Betaform hauptsächlich in extrazellulären Flüssigkeiten zu finden ist. Membran-assoziiertes IL-1 ist die biologisch aktive Form. Nach Eintritt in den Blutkreislauf erfolgt ein breites Spektrum an neurologischen, metabolischen und endokrinologischen Reaktionen. Die herausragendste Eigenschaft von IL-1 ist die Steigerung des Zellmetabolismus, die verstärkte Expression von Genen, die biologisch aktive Moleküle kodieren. IL-1 ist ein hochgradig inflammatorisch wirkendes Molekül, das u. a. die Bildung von Arachidonsäure-Metaboliten anregt. Sein Aktivitätsbereich liegt bei 10^{-10} Mol/l.

Interleukin 2

TCGF

Interleukin 2

IL-2 oder T-Zell-Wachstumsfaktor TCGF ist aus der Interleukingruppe am besten bekannt. In vitro ist IL-2 ein T-Lymphozyten-Wachstumsfaktor, der vor allem auf zytotoxische T-Zellen wirkt. Gleichzeitig ist IL-2 ein Aktivator von NK-Zellen und damit gleichzeitig ein Aktivator der endogenen Anti-Tumor-Antwort. Entdeckt wurde es 1976 von MORGAN, RUSCETTI und GALLO am nationalen Krebsinstitut der USA in Bethesda und als TCGF beschrieben.

Das Polypeptid besteht aus 133 Aminosäuren und hat – in Abhängigkeit seines jeweiligen Glykosilierungsgrades – ein MG um 15 kD. Die Aktivierung der T-Zellen erfolgt überwiegend durch Beschleunigung des Übertritts aus der G_1-Phase in die proliferativen Phasen S, G2 und M des Zellzyklus, wobei der Übergang von der G1-Phase in die Folgephasen von der IL-2 Konzentration, der IL-2-Rezeptordichte auf der Membran und der Dauer der IL-2-Rezeptor-Komplex-Wechselwirkung abhängt. In der Regel vergehen zwischen IL-2-Bindung und Eintritt in die S-Phase 10-12 Stunden. Interessant ist, daß auch andere Zellen inklusive Bakterien, Pilze, Protozoen ähnliche Wachstums-Charakteristika zeigen wie IL-2 aktivierte T-Zellen. Der Aktivitätsbereich von IL-2 liegt bei 10^{-10} Mol/l. Der IL-2 Rezeptor besteht aus mindestens 2 Polypeptid-Untereinheiten, der beta-Untereinheit oder Tac-Ag mit einem MG von 55 kD und der alpha-Untereinheit mit 75 kD, die affiner für IL-2 und für die Vermittlung der IL-Information an das Zellinnere verantwortlich ist. Beide Untereinheiten sind hochaffin ($K_d = 10^{-11}$ Mol/l) für IL-2. Ruhende T-Zellen (G_0-Phase) binden kaum IL-2 und werden nicht von IL-2 zur Proliferation angeregt. Nach Sensibilisierung durch Antigen oder Mitogen und Eintritt in die G1-Phase wird der Rezeptor exprimiert, das bedeutet, daß trotz der unspezifischen Wirkung von IL-2 die Spezifität der Immunreaktion erhalten bleibt, da nur spezifisch aktivierte T-Zell-Klone IL-2 vermittelt proliferieren können. Auch nach IL-2 vermittelter Zellteilung müssen die Tochterzellen erneut Ag-Kontakt haben, um Rezeptoren für IL-2 zu exprimieren. Rezeptorquantifizierung kann per radioaktiv markiertem IL-2 oder monoklonaler Antikörper gegen Rezeptordeterminanten erfolgen. Neuerlich wurden auch IL-2-Rezeptoren auf B-Zellen und Monozyten nachgewiesen, deren Bedeutung noch unklar ist. Nach Infusion verschwindet IL-2 schnell in der Zirkulation, denn seine Halbwertszeit beträgt nur 3-5 min – sie steht in Zusammenhang mit der kurzen Halbwertszeit der induzierten mRNA von 0,8-1,5 Std (andere mRNA Moleküle bis 10 Std.) – und kennzeichnet seine Rolle als vorrübergehendes Signal, das entfernt werden muß, um chronische und schädigende Stimulation zu vermeiden. Natürliches IL-2 ist ein hochgradig hydrophobes Protein, das 3 Cysteinreste enthält, die es schwer machen, das aus E-Coli exprimierte Produkt zu reinigen. Bisher gelang eine Reinigung der Produkte zu 95%. Inzwischen wurden 14 IL-2-Analoga mittels Proteindesign kloniert und in E-coli exprimiert. Ausgangspunkt war ein synthetisch hergestelltes Gen für IL-2. Es wird angenommen, daß ein Analog mit Cysteinsubstitution in Pos.125 durch Alanin therapeutisch brauchbar ist, es ist etwas stabiler, aber keines der künstlichen Analoge kann mit der Aktivität von natürlichem IL-2 konkurrieren. (Substitutionsversuche an andereren Positionen auch in Kombination mit Pos.125 ergaben einen Aktivitätsverlust um das 150fache).

LAK, TIL

Adoptive Immuntherapie

Seit 1983 infundiert Steven ROSENBERG Krebspatienten IL-2 oder behandelt in vitro T-Zellen aus operativ entfernten Tumoren mit dem Zytokin, aktiviert sie so zu gegen Tumorzellen gerichteten T-Zellen, die nach Tagen der Transformation zu Lymphokin-Aktivierte-Killerzellen (LAK) und Tumorinfiltrierenden Zellen (TIL) den Krebspatienten zusammen mit IL-2 reinfundiert werden. Die Ergebnisse dieser *„adoptiven Immuntherapie“* sind ermutigend. Nach hochdosierter IL-2-Gabe wurden ernste Nebenwirkungen (Tab.14) beschrieben.

Tab. 14: Nebenwirkungen bei adoptiver Immuntherapie mit IL-2

kardiovaskuläre: „Capillary-Leak-Syndrome“	– < Flüssigkeitsretention, Gewichtszunahme, RR-Abfall, Lungenödem, respiratorische Insuffizienz, prärenales Nierenversagen mit Oligurie und Kreatininanstieg
Allgemeinbeschwerden:	Schüttelfrost, Fieber, Juckreiz, Myalgien
gastrointestinale Nebenwirkungen:	Erbrechen, Diarrhoe, Hyperbilirubinämie
kardiale Nebenwirkungen:	Arrhythmie, KHK, Myokardinfarkt
zentralnervöse Nebenwirkungen:	Somnolenz, Verwirrung, Koma
haematopoetische Nebenwirkungen:	Anämie, Thrombozytopenie

Die IL-2 Therapie wurde 1986 an 6 Kliniken der USA an 150 Patienten mit fortgeschrittenem Krebs – überwiegend Melanomen (Remissionsraten um 25%) und Hypernephromen (Remissionsraten um 20%), Darm- und Magenkrebs sowie fortgeschrittenen Non-Hodgkin-Lymphomen – erprobt.

Klinisches Ziel für die nahe Zukunft ist es, die therapiebedingte Toxizität unter Beibehaltung der erkennbaren Effektivität gegen beschriebene Tumorerkrankungen zu verringern. Positive Berichte liegen auch über eine IL-2 Behandlung bei Patienten mit angeborenem schweren kombiniertem Immundefektsyndrom (= SCID) und erworbener Immunschwäche AIDS vor.

IL-2-Inhibitor

Der Interleukin-2-Inhibitor

Im Blutserum erwachsener Mäuse konnte ein 50 kD schwerer, antigenunspezifischer und bisher nicht speziesspezifischer Faktor nachgewiesen werden, der *IL-2-Inhibitor.* Thymuslose Mäuse produzieren keinen Inhibitor, d. h. die Produktion ist abhängig von einem intakten T-Zell-System. Produziert wird der Inhibitor von T-Supressor-Zellen und ist offenbar ein Teil des regulatorischen Steuermechanismus der IL-2 abhängigen Zellproliferation.

Interleukin 3

Interleukin 3

Das 133 Aminosäuren lange, 14-28 kD schwere Peptid ist ein Wachstumsfaktor (multi-CSF) in der Haematopoese. Er ist in der Lage, frühe hämatopoetische Stammzellen aller Zellreihen einschließlich Progenitorzellen der Thrombozytenlinie zu aktivieren. IL-3 wirkt speziesspezifisch.

Interleukine 4 bis 8 und 9 bis 12

Für die subsummierten Interleukine 4-8 liegen derzeit nur zuverlässige in-vitro-Daten vor.

Tab. 15: Erste Studienergebnisse der Interleukin 2-Behandlung mit Lymphokin-Aktivierten-Killerzellen (LAK) und Tumorinfiltrierenden Zellen (TIL)

	Behandlung mit LAK und IL-2				Behandlung nur mit IL-2			
Diagnose	Pat.	völlige	teilweise	Summe	Pat.	völlige	teilweise	Summe
	Zahl	Remission			Zahl	Remission		
Nieren-Ca	72	8	17	25/35%	54	4	8	12/22%
Melanom	48	4	6	10/21%	42	0	10	10/24%
Darmkrebs	30	1	4	5/17%	12	0	0	0
Non-Hodgkin	7	1	3	4/57%	11	0	0	0
Sarkom	6	0	0	0	–	–	–	–
Lungen-Ca	5	0	0	0	–	–	–	–
Mamma-Ca	–	–	–	–	3	0	0	0
andere	**9**	**0**	**0**	**0**	**8**	**0**	**0**	**0**
gesamt	177	14	30	44/25%	130	4	18	22/17%

Interleukin 4

IL-4 oder B-Zell-Stimulierender Faktor 1 (BSF-1), ein glycosiliertes Polypeptid aus 153 Aminosäuren mit 6 Cysteinen, mit einem 10 kB langen Gen mit 4 Exons und 3 Introns, steigert die Ia-Expression bei ruhenden B-Zellen und die Produktion von IgG 1 und IgE. Als Inducer der IgE-Produktion und der Proliferation von Mastzellen (und auch Z-Zellen und Thymozyten) spielt es neben der Aktivierung von B-Zellen eine wesentliche Rolle bei allergischen Reaktionen. IFNgamma supprimiert seine Wirkung auf B-Zellen, IL-3 synergiert bei der Mastzellstimulation.

Interleukin 5

IL-5 wurde primär als Mäuselymphokin beschrieben. Es leitet die IgM- und IgG-Synthese ein und steigert die IgA-Produktion. Außerdem hat es koloniestimulierende Aktivität auf eosinophile Granulozyten in bezug auf deren Differenzierung und Aktivierung. IL-5 ist identisch mit B-Zellwachstumsfaktor II (BCGF II). Es zeigt deutlich speziesunterschiedliche Wirkung, so daß sich die Daten aus dem Mäusemodell nur bedingt auf den Menschen übertragen lassen.

Interleukin 6

IL-6 ist identisch mit IFNbeta-2, beeinflußt unterschiedliche Zellen, unter anderem B-/T-Zellen, haematopoetische Präkursorzellen und Hepatozyten und hat so ein breites Wirkungsspektrum. Es wird durch Induktion anderer Zytokine, insbesondere IL-1 und Tumornekrosefaktor stimuliert. Seine biologischen Eigenschaften überschneiden sich erheblich mit IL-1. Deshalb ist IL-6 ein wichtiger Mediator der Immunabwehr und der Entzündungsreaktion.

Interleukin 7

IL-7 ist 19-26 kd schwer. Es besteht aus etwa 177 Aminosäuren, stimuliert unreife B- und T-Zellen.

Interleukin 8

IL-8 steuert die Adhärenz der Makrophagen, unterstützt neutrophile Entzündungsreaktionen.

Interleukin 9

IL-9 wird durch HTLV-I transformierte Zellen exprimiert.

Interleukin 10

IL-10 unterbindet die Zytokinproduktion durch aktivierte Makrophagen, bremmst IL-1, IL-2, IL-6 und TNF α. Als Inhibitor der Monokin-Synthese schaltet IL-10 die Makrophagen ab und wirkt als ein T-Zell-Inhibitor.

Interleukine 11, 12

IL-11, IL-12. Diese beiden Interleukine beeinflussen die Hämatopoese. Beide sind international noch nicht anerkannt. IL-12 soll ein Reifefaktor für zytotoxische Lymphozyten sein.

3. Interferone

Interferone (IFN)

1957 beschrieben ISAACS und LINDEMANNS als erste ein Protein, das von vielen Zellen gebildet wird und die intrazelluläre Virusreplikation zu hemmen vermag. Heute wissen wir, daß ein ganzes System von Interferonen (IFN) existiert. Das IFN-System besteht aus 3 Gruppen:

Interferon-system

Tab. 16: Das Interferon-System

IFN alpha	IFN-beta	IFN gamma
Bildung durch Leukozyten und Fibroblasten	wie IFN alpha	durch T-Lymphozyten (Immun-Interferon)
Bindung an gemeinsamen Rezeptor	wie IFN alpa	eigener Rezeptor
große Homologien in der kodierenden NS-Sequenz		keine Sequenz-Homologie zu INF α und β
Chromosom 9	Chromosom 9	
Molekulargewicht (MG) 16 - 21 kD	MG 22 kD	MG 12 kD
sehr stabile Proteine	wie IFN alpha	labiles Protein
keine Glykosylierung	glykosiliert	glykosiliert

Die Bildung der Interferone alpha und beta erfolgt nach Induktion. Viren, Bakterien und deren Produkte, definierte hoch- und niedermolekulare Substanzen wie pflanzliche Stoffe z. B. Phythämagglutinin, synthetische Polyanionen, kationische Farbstoffe wie Akridine weisen zwar kein gemeinsames Strukturprinzip auf, können aber als Induktoren wirken.

IFN gamma wird ausschließlich von T-Zellen produziert, die durch Mitogene oder Antigene stimuliert wurden. Alle Zelltypen sind zur Produktion von IFN befähigt.

Interferone sind speziesspezifisch, d. h. ein tierisches Interferon ist beim Menschen unwirksam, obwohl Aminosäuren-Homologien bestehen.

Nach ihrer Induktion und Freisetzung binden die Interferone an ihren spezifischen Membranrezeptor. Nach der Bildung des Rezeptor-IFN-Komplexes übermittelt eine noch unbekannte Substanz die Botschaft zum Zellkern, indem eine spezifische Genaktivierung ausgelöst wird.

Indikationen der Interferone

Hauptindikationsgebiete der Interferone sind:

IFN-alpha: Onkologie,

IFN-beta: virale Infektionen,

IFN-gamma: Erkrankungen mit vermuteter Immungenese.

Antivirale Wirkung der Interferone

Die antiviralen Effekte beziehen sich auf:

1. Aktivierung einer Proteinkinase durch Autophosphorylierung. Dabei steigt der Gehalt an Proteinkinase 12-18 Std. nach IFN Einwirkung auf das 6-10fache in der Zelle. Die aktive Kinase blockiert die virale Proteinsynthese.

2. Einschaltung der 2-5-Adenylatsynthetase durch dsRNA. Das Enzym wandelt ATP von Oligoadenylaten der allgemeinen Struktur pp5-A2-(p5-A2-)npG-A um. Die veränderten Oligoa-

denylate binden an RNase L und aktivieren sie. Die RNase L zerschneidet virale, aber auch zelluläre Einzelstrang-RNA. Die Expression viraler Gene wird auf den Ebenen der Translation und der RNA-Stabilität unterbunden.

Wirkungen der Interferone

Die Wirkung der Interferone bezieht sich auf:

1. eine IFN-induzierte Synthese antiviraler Proteine,
2. Hemmung der Translationsvorgänge bei Virusproteinsynthese,
3. Hemmung von Transkriptionsvorgängen.

IFN-alpha

IFN-alpha findet Einsatz bei akuter Hepatitis B, chronisch viralen Hepatitiden (B, C, Delta), laryngealen, urogenitalen und analen Infektionen mit humanen Papilloma-Viren (z. B. Condylomata acuminata), bei der subakut sklerosierenden Panenzephalitis SSPE, Keratitis herpetica. Haupteinsatzgebiet ist jedoch die Onkologie.

IFN-beta

Für IFN-beta stellt die Bekämpfung viraler Infekte das Hauptindikationsgebiet dar. Es wird gegen folgende humanpathogenen Viren erfolgreich eingesetzt: HSV, Varizella-Zoster, EBV, Masern-Virus, Mumpsvirus, Papillomaviren, Hepatitis B-Virus. Der Einsatz bei schweren lebensbedrohlichen Viruserkrankungen wie Virusenzephalitis, generalisierter Herpes Zoster und Varizellen bei Immunsupprimierten erfolgt zur Zeit in Kombination mit dem chemischen Virustaticum Aciclovir.

IFN-gamma

IFN-gamma hat, verglichen mit Interferonen der Klasse 1, nur geringe antivirale Wirkung. IFN-gamma wird von NK-Zellen

Tab. 17: Wirkungen der Interferone

Wirkungstyp	Typ 1 Interferone	IFN gamma
antiviral	Hemmung d. viralen Proteinsynthese	
	Induktion d. 2-I 5-I Oligoadenylatsynthetase	
antiproliferativ	phasenunspezif. Hemmung der Zellteilung	
	Transkriptionshemmung von Onkogenen	
	Stimulation der Zelldifferenzierung	
immun-modulierend	gesteigerte Expression von MCH-Klasse 1-Antigenen	gesteigerte Expression v. MHC-Klasse 1+2 Ag
	Proliferationsstimulation v. B-Lymphos	Aktivierung von
	Induktion von Fc-Rezeptoren auf Makrophagen	Makrophagen
		T-Lymphozyten
		NK-Zellen
		Endothelzellen
		Induktion von Akutphase-Proteinen und Neopterinen

nach Anregung durch Tumor Nekrose Faktor und Bakterienbestandteile freigesetzt. Dementsprechend ist an einen Einsatz in der Tumortherapie zu denken.

Zusammenfassend werden die Indikationen für Interferone in Tabelle 18 dargestellt.

Nebenwirkungen der Interferone

Nebenwirkungen

Interferone besitzen ein charakteristisches Nebenwirkungsspektrum, das sich innerhalb der Interferonarten und den angewendeten Applikationsarten nur unwesentlich unterscheidet: Als häufigste Nebenwirkung findet man das „Grippeartige Syndrom". Bei diesen Nebenwirkungen tritt bei längerdauernder Therapie ein Gewöhnungseffekt auf, so daß die Therapie nicht abgebrochen werden muß.

Akute Nebenwirkungen sind:

grippeartiges Syndrom, Fieber, Schüttelfrost, Myalgien, Abgeschlagenheit, Appetitlosigkeit, Kopfschmerzen, Übelkeit, Erbrechen, Diarrhoe, Exantheme, Pruritus, Hypotonie, Tachykardie, Verwirrtheit, asymptomatischer Transaminasennanstieg, Hypertriglyceridämie, Verlängerung der partiellen Thromboplastinzeit, Anämie, Leukozytopenie, Thrombozytopenie.

Interferon-Indikationen

Tab. 18: Indikationen für Interferone (nach Strobel)

	IFN alpha	IFN beta	IFN gamma
zugelassene Indikationen	Haarzell-Leukämie	schwere virale Infektionen	chronische Polyarthritis
	AIDS assoziiertes KS		
	Keratitis herpetica	Nasopharynx-CA	
klinisch geprüfte Indikationen mit ersten positiven Ergebnissen	CML u. a. myeloproliferative Syndrome niedrig maligne Non-Hodgkin-Lymphome multiples Myelom		CML
	Hypernephrom	Hypernephrom	Hypernephrom
	malignes Melanom	malignes Melanom	malignes Melanom
	Blasenkarzinom	Blasenkarzinom	Ovarialkarzinom
	Ovarialkarzinom	Gliome	
	malignes Carzinoid		
	endokrine Pancreastumore		
	Basaliom		
	chron. virale Hepatitiden	chron. virale Hepatitiden	chronische Granulomatose
	Papillomvirusinfektionen	Papillomvirusinfekt.	
		Keratitis hepatica	
	multiple Sklerose	multiple Skerose	
	subakute slerosierende Panenzephalitis		
	Immunthrombozytopenien		Arthritis psoriatica
			progressive system. Sklerodermie
			juvenile rheumatoide Arthritis

Chronische Nebenwirkungen sind:

Haarausfall, Gewichtsverlust, Antriebslosigkeit, depressive Verstimmung, EEG-Veränderungen, Induktion neutralisierender Antikörper.

4. Blut-Wachstumsfaktoren (CSF)

Blut-Wachstumsfaktoren

Physiologische Grundlagen

Physiologie

Blutzellen sind ein sich ständig erneuerndes Zellsystem – mit Ausnahme von Monozyten und einem Teil der Lymphozyten – kurzlebiger Zellen. Ihre Neubildung wird durch sich ständig teilende Stammzellen erreicht, diese Neubildung beträgt bei Erythrozyten und Granulozyten in der Norm 10 Millionen Zellen in der Sekunde und kann unter Streßbedingungen (z. B. Blutung oder Infektion) bis auf das Zehnfache ansteigen. Die Gesamtblutmenge ist eine Bilanzgröße zwischen Bildung und Abbau von Blutzellen, ein Steady-state, und unter dieser Bedingung darf die Blutzellbildung nicht einmal geringfügig vom Bedarf abweichen. Eine tägliche Mehrbildung von z. B. 10% würde innerhalb weniger Monate den lebensbedrohlichen Zustand einer Polyglobulie oder Leukozytose nach sich ziehen.

Umgekehrt muß bei zu schnellem Abbau der Blutzellen die Neubildung schnell angekurbelt werden, um auch hier einem lebensbedrohlichen Zustand entgegenzuwirken.

haematopoetisches System

Das haematopoetische System ist hierarchisch gegliedert. Alle Blutzellen gehen aus Stammzellen des Knochenmarks hervor, diese Stammzellen sind erstens multipotent, d. h. aus einer Stammzelle können alle Blutzelltypen entstehen und sie besitzen zweitens die Fähigkeit zur Selbsterneuerung.

Ihre Tochterzellen – die Progenitorzellen – sind in ihrer weiteren Ausreifung auf eine Zellreihe determiniert, d. h. sie sind unipotent und produzieren in einer Serie von Wachstums- und Ausreifungsschritten innerhalb ihrer Zellreihe bis zu 10.000 reifer Blutzellen.

Der Prozeß der Sicherstellung einer konstanten Neubildung muß einem präzisen Kontrollsystem unterliegen. Dieses ist gegliedert in:

1. eine Gruppe von Glykoproteinen, den hormonartigen haematopoetischen Wachstumsfaktoren oder Zytokinen
2. akzessorische Zellen wie Makrophagen, T-Lymphozyten, Fibroblasten und Endothelzellen
3. haematopoetische Zellen
4. ein Zusammenspiel verschiedener – für einen CSF spezifischen – Rezeptortypen

Die Proliferation und Ausreifung wird von Zytokinen reguliert, die sich in 2 Typen unterteilen lassen (siehe Tabelle 19):

Im allgemeinen konzentriert sich die Wirkung nicht auf nur eine Zellreihe.

Jeder CSF hat einen spezifischen Rezeptor, an den kein anderer binden kann. Durch das Zusammenspiel der verschiedenen Rezeptortypen kann in einer hierarchischen Sequenz bei gleichzeitiger CSF-Gabe die Anregung der Zellen entweder verstärkt oder abgeschwächt werden.

Die haematopoetischen Wachstumsfaktoren entfalten sich in 4 Ebenen:

1. Stabilisierung der Zellmembran, damit die entsprechenden Zellpopulationen während allen Stadien der Ausreifung überleben.
2. Jede Zellteilung benötigt eine Basissekretion an CSF. Diese bestimmt die Länge des Zellzyklus und die Gesamtzahl der gebildeten Tochterzellen.
3. Differenzierungsinduktion, die nicht rückgängig zu machen ist.
4. Stimulation der reifen Endzellen.

Klinische Anwendungen

Klinische Anwendungen

Blutzellen tragen Aufgaben der Infektabwehr, des Sauerstofftransports und der Blutstillung. Ein Mangel bedeutet Abwehrschwäche und Infektionen, Anämie, Leistungsschwäche, Müdigkeit und Abgeschlagenheit sowie Blutungen. Eine Ausschaltung der Ursachen eines Mangels ist allzuoft nicht möglich, da es sich um Zusatzbefunde komplexer Krankheitsbilder handelt. Bis vor wenigen Jahren blieb dem Arzt zur Behebung von Blutzell-Mangelzuständen nur die Möglichkeit der Bluttransfusion

Koloniestimulierende Faktoren (CSF)

Tab. 19: Übersicht über koloniestimulierende Faktoren

Klasse 1:	Kolonie stimulierende Faktoren IL-3, GM-CSF, G-CSF, M-CSF, Erythropoetin haben **direkte Wirkung auf Progenitorzellen** und regen sie so zur **Koloniebildung** an, d. h. aus einer einzigen Zelle entstehen nach ihrer Zugabe Kolonien von tausenden Zellen, zwei dieser Faktoren sind äußerst selektiv in dieser Wirkung: G-CSF betrifft nur die Granulozytenbildung, M-CSF nur die Bildung von Monozyten bzw. Makrophagen GM-CSF und IL-3 (das trotz seines Namens ein CSF ist) stimulieren nichtselektiv die Neubildung von Granulozyten, Monozyten/Makrophagen, Thrombozyten und Eosinophile sowie in Kombination mit Erythropoetin die von Erythrozyten
Klasse 2:	arbeitet nur **indirekt** mit anderen Faktoren
	hierzu zählen fast alle Interleukine außer IL-3
	CSF-verstärkende Faktoren (synergistische Wirkung)
	IL-1alpha, IL-1beta, IL-4, IL-5, IL-6
	CSF-induzierende Faktoren (anregende Wirkung)
	TNFalpha, TNFbeta, gammaIFN, IL-1, IL-3, GM-CSF, M-CSF

oder der Substitution von Blutzellkonzentraten; damit wurde der Patient aber auch allen Risiken (v. a. dem Infektionsrisiko) der Transfusion und Substitution ausgesetzt.

Gentechnologische Produktion

Seit den 80er Jahren wurde der Genort und Genaufbau der Blutwachstums-Faktoren erforscht; die Ergebnisse der Forschungen ermöglichen heute eine gentechnologische Produktion dieser Faktoren in größerer Menge und dadurch den klinisch therapeutischen Einsatz. Derzeit befinden sich 4 Wachstumsfaktoren in klinischer Prüfung: G-CSF, GM-CSF, IL-3 und Erythropoetin. M-CSF steht in rekombinanter Form zur Verfügung.

Neutropenie

Neutrophile Granulozyten sind zur Infektabwehr erforderlich. Eine Neutropenie bedeutet schwerste rezidivierende Infekte, z. B. Pneumonien und Abszesse. Bei chronischem Bestehenbleiben von Neutropenien ist der Tod trotz Antibiotikatherapie unumgängliche Folge. Nach Gabe eines der beiden Wachstumsfaktoren konnte ein bis zu hundertfacher Anstieg der Granulozyten erreicht werden.

Tumortherapie

Die Standardtherapie bei Tumorerkrankungen ist die Zytostatika-Therapie, die in manchen Fällen sogar eine vollständige Heilung ermöglicht. Ihr Wirkungsprinzip richtet sich gegen die schnelle Proliferation der entarteten Tumorzellen; das bedeutet jedoch auch eine Wirkung gegen andere Wechselgewebe wie Haut (= Haarverlust), Intestinalschleimhaut (= Übelkeit und Erbrechen) und blutbildenden Apparat. Demnach muß sich die Tumortherapie – insbesondere die Abstände zwischen den Zyklen – nicht nach der bestmöglichen Wirksamkeit gegen Tumorzellen, sondern nach den für die Erholung des Blutbildes nötigen Zeitabständen richten. Kürzere Abstände wären unter Umständen therapeutisch sinnvoller. In klinischen Studien konnte mit dem Einsatz von G-CSF/GM-CSF bei verschiedenen Tumoren (v. a. Lungenkarzinom und Harnblasentumoren) die Erholungsphase weißer Blutzellen nach Chemotherapie um ein Drittel bis um die Hälfte verkürzt werden. Des weiteren wurde die Anzahl von Schleimhautentzündungen erheblich gesenkt, die Anzahl der Fiebertage um ein Drittel reduziert und damit die Dauer eines stationären Aufenthaltes verkürzt. Die genannten Verbesserungen zeigen, daß es sich bei den erzielten Blutbildstabilisierungen nicht um eine labormedizinische Befundkosmetik handelt, sondern, daß die Patientensituation spürbar verbessert wurde.

AIDS-Therapie

Beim Krankheitsbild AIDS kommt es sowohl durch Infektion der Stammzellen mit HIV als auch während der Therapie medikamenteninduziert zu Anämie und Neutropenie. Induziert sind hier GM-CSF, G-CSF und Erythropoetin, um einerseits die Fortführung der nachweislich lebensverlängernden antiviralen Therapie nicht wegen Blutbildveränderungen abbrechen zu müssen, andererseits den Patienten überhaupt behandlungsfähig zu machen. Zudem ist an die drohenden Tumorerkrankungen im Verlauf des AIDS-Vollbildes zu denken, die neben der antiviralen auch eine Antitumortherapie nötig machen.

TNF α

5. Tumor-Nekrose-Faktor α (TNF α)

Biochemie, Molekularbiologie

Biochemie und Molekularbiologie

Ende des letzten Jahrhunderts beschrieb der New Yorker Chirurg COLEY die Remission eines Sarkoms durch haemorrhagische Nekrose nach einer Streptokokkensepsis. Wiederholte iatrogene Infektion durch Verabreichungen von Streptococcus pyogenes- und Serratia marcescens bestätigte die Beobachtung.

Wie bei Gewebsverletzungen und Infektionen rufen auch Neoplasien eine durch Mediatoren ausgelöste Vielzahl von Stoffwechselveränderungen und Gewebsreaktionen hervor. Zu diesen Mediatoren gehören u. a. Faktoren, die von monozytären Zellen sezerniert werden. Eines dieser Monokine ist der TNFalpha, der 1. als Mediator der körpereigenen Abwehr gegen pathogene Erreger vorgeht und 2. direkte Toxizität gegen verschiedene Tumorzellinien richtet.

Das Molekulargewicht des Monokins schwankt je nach Reinigungstechnik zwischen 34 und 140 kD. Humaner TNF hat in Monomerform ein MG von 17 kD, 157 Aminosäuren (mit jeweils einem Cysteinrest in Pos. 69 und 101). Biologisch aktiver TNF liegt in dimerer Form vor. Das Molekül ist bei 4°C und einem pH 6-10 für 24 Std. stabil und wird in saurem Bereich und höheren Temperaturen schnell inaktiviert.

LT

Lymphotoxin (LT) wird von zytotoxischen T-Zellen sezerniert und hat starke Ähnlichkeit mit TNF. Beide Gene sind im menschlichen Genom nur einmal, auf dem kurzen Arm des Chromosoms 6 zwischen den Genen des MHC Klasse II und Klasse I Komplexes vertreten. Aufgrund der Zytotoxizität gegen Tumorzellen und des Bindungsvermögens am gleichen Rezeptor wurde LT auch als TNFbeta beschrieben. LT induziert aber im Gegensatz zu TNFalpha keine koloniestimulierenden Faktoren, wirkt mit TNF synergistisch mit IFN alpha, IL-2 sowie den Mitoseinhibitoren Vinblastin und Colcemid.

Nach Injektion bakteriellen LPS in endotoxinsensitivierte (C3H/HeN) Mäuse kann eine systemische Hemmung der Lipoproteinlipase mit folgender Hypertriglyceridämie beobachtet werden. Man schloß auf einen von Makrophagen sezernierten Faktor, der die Lipoproteinlipase spezifisch hemmt und so letztlich zu kachektischen Zuständen mit Gewichtsverlust und allgemeinem Kräfteverfall führt und nannte ihn Kachexin. Nach Darstellung des Gens und Expression in E-Coli konnte Identität mit TNFalpha bestätigt werden.

TNF hat eine Plasmahalbwertszeit von 15-30 min. Nach einer Bolusinjektion konzentrieren sich 80% der gesamten extravaskulären TNF Aktivität in Leber, Nieren, Haut, Lunge und Gastrointestinum (Konzentrationsabnahme innnerhalb von Minuten).

TNF

TNF in vitro Wirkungen

In vitro-Wirkungen

Eine rezeptorvermittelte direkte zytotoxische Wirkung gegen bestimmte Tumorzellinien kann nur in vitro beobachtet werden. In vivo ist keine direkte Zytotoxizität, sondern lediglich die haemorrhagische Nekrose nachgewiesen. TNF wirkt direkt rezeptorvermittelt auf ca. $^{2}/_{3}$ der bisher untersuchten malignen Zellen zytotoxisch oder zytostatisch, $^{1}/_{3}$ der malignen Zellen und alle Normalzellen waren resistent.

In vivo antitumorale Wirkung

In vivo-Wirkungen

In vivo werden keine direkte Zytotoxizität, sondern hämorrhagische Nekrose des Gesamttumors beobachtet. Folgende morphologischen Veränderungen sind feststellbar:

Bereits 90 min nach Endotoxininjektion finden sich im Elektronenmikroskop interstitielles Ödem mit Separation der einzelnen Tumorzellen. Nach 4 Std. ist die hämorrhagische Nekrose mit dem Auge sichtbar, histologisch findet man interstitielles Ödem mit Zelldetritus und Hyperämie der Tumorgefäße. Nach 2 Wochen ist der Tumor bis auf minimale Reste am Rand nicht mehr sichtbar. Die hämorrhagische Nekrose verläuft in Form einer lokalen Sanarelli-Shwartzman-Reaktion in den Tumorgefäßen. Dabei kommt es nach Injektion von LPS gramnegativer Endotoxinbildner zu Veränderungen der Endothelbeschaffenheit, gefolgt von Defibrinierungszuständen und lokaler Verbrauchskoagulopathie sowie zur Ausschüttung eines TNF-induzierten Gewebefaktors aus dem Endothel, der die Aggregation von Erythrozyten fördert. Es folgt die Unterbrechung des Blutstroms in den Tumorgefäßen mit Austritt von Blutbestandteilen in den Interzellularraum des Tumorgewebes im Sinne eines thrombohämorrhagischen Phänomens.

Zusätzlich konnte für TNF eine Hemmung von Proliferation und Migration der Endothelien und damit die Unterbrechung der für einen soliden Tumor so wichtigen Angiogenese von Tumorgefäßen nachgewiesen werden. Diese induzierte Alteration der Endothelzellen besteht morphologisch in einer Veränderung der Aktin-Fibronektinfilamente und einem Verlust der Zell-Zell-Kontakte mit interzellulärer Lückenbildung und nachfolgender Leukozyteneinwanderung.

Erhöhte TNF-Konzentrationen werden bei IL-2 adoptiver Immuntherapie gemessen, woraus gefolgert werden kann, daß IL-2 die TNF-Produktion in monozytären Zellen stimuliert.

Nichtantitumorale TNF-Wirkungen

TNF und entzündliche Erkrankungen

TNF spielt eine wichtige Rolle in der Pathogenese entzündlicher Krankheiten bis hin zum Endotoxinschock; dabei sind alle Endotoxin-LPS-Wirkungen wie Fieber, RR-Abfall, metabolische Azidose, Hämokonzentration, Nierenversagen und respiratorische Störungen auch nach Injektion von TNF allein auslösbar. Der biphasische Fieberanstieg (1. Peak = PGE2, 2. Peak = IL-1) ist ebenfalls TNF induziert und kann durch Gabe von Ak gegen TNF extrem reduziert werden und einen letalen Endotoxineffekt therapeutisch verhindern.

Eine Korrelation von erhöhten Serum-TNF-Spiegeln und der Meningokokken-Meningitis-Letalität wurde bei 79 Fällen beobachtet: $^{10}/_{11}$ Patienten, die an der Infektion starben, hatten erhöhte TNF-Werte, bei nur $^{8}/_{68}$ Überlebenden war eine TNF Aktivität meßbar, $^{5}/_{5}$ Patienten mit erhöhten TNF-Spiegeln ($>$100 pg/ml) starben.

Von Malaria-Plasmodien wird eine TNF-Ausscheidung berichtet; man nimmt an, daß die pathologischen Reaktionen, die das klinische Bild einer Malaria ausmachen, TNF vermittelt sind; TNF-haltiges Serum wirkt direkt toxisch auf Plasmodien.

Bei $^{30}/_{35}$ Patienten mit schwerer infektiöser Purpura war TNF erhöht (IL-1 und IFNgamma bei 80% der Patienten normalwertig).

Erhöhte Werte werden auch bei rheumatischem Fieber und anderen Streptokokkeninfektionen berichtet, auch bei viszeraler Leishmaniose (Kala-Azar), während Krankheiten mit anderen parasitären Erregern wie Toxoplasma gondii oder Amöben ohne TNF-Erhöhung verlaufen.

Neben der speziell gegen Tumoren gerichteten Aktivität hat TNF also eine Reihe vielfältiger physiologischer und pathophysiologischer Effekte auf nichttransformierte Gewebe.

Therapieansätze

Die auf den therapeutischen Einsatz von TNF gesetzten Hoffnungen auf eine Therapiemöglichkeit maligner Tumoren haben sich nicht verwirklicht.

Prognosen

Durch den Einsatz von Blutwachstumsfaktoren kann eine Verbesserung der Chemotherapieprotokolle durch eine mögliche höhere Cytostatikadosis und durch Verkürzung bzw. Anpassung der Zykluspausen an die Proliferationseigenschaften der Tumorzellen erreicht werden.

8. Erholung von einer Infektion

(H. D. Brede)

Rekonvaleszenz

Der erste Schritt zur Erholung von einer Infektion besteht in einer Hemmung der Vermehrung des Infektionserregers. Gleichzeitig muß dieser seine Verbreitung durch den Körper beenden. Die durchschnittliche Vermehrungszeit pathogener Mikroorganismen ist im infizierten Organismus fast immer länger als in einer künstlich angesetzten Kultur mit optimalen Bedingungen für den Keim. Während der Erholungsphase müssen geschädigte Gewebe wieder hergestellt werden. Gelegentlich werden die pathogenen Erreger völlig zerstört, öfter bleiben sie jedoch im Körper. Manchmal rufen sie weiter pathologische Veränderungen hervor. Trotzdem spricht man von einer Erholung von der akuten Infektion und weiß, daß diese meist zu einer Resistenz gegen Neuinfektionen mit demselben Erreger führt. Kommt es im weiteren Leben zu einer Schwächung der Immunabwehr, so können ruhende Keime wieder aktiviert werden. Dies trifft z. B. bei HIV-Infizierten mit Tuberkel-Bakterien, anderen Mykobakterien, Zytomegalievirus oder Toxoplasmose zu. Außerdem spielen „ruhende Keime" eine Rolle beim rheumatischen Symptomenkomplex und bei vielen Autoimmunerkrankungen.

Antikörper

Zellvermittelte Immunität

Komplement

Phagozyten

Interferon

Die folgenden Faktoren spielen bei nahezu allen Infektionen eine Rolle und sind für die Erholung verantwortlich: *Antikörper, zell-vermittelte Immunität, Komplement, Phagozyten* und *Interferon.* Diese 5 Faktoren arbeiten im Normalfalle zusammen. So sind z. B. polymorphe Leukozyten sehr wichtig bei der Erholung von vielen bakteriellen Infektionen. Natürlich arbeiten sie zusammen mit Antikörpern und Komplement. Makrophagen spielen eine lebenswichtige Rolle bei der Induktion der zellvermittelten Immunität, die von besonderer Bedeutung bei der Bekämpfung von Mikroorganismen, die sich intrazellulär vermehren, ist.

Die Vernichtung von Zellen, die fremde Antigene auf ihrer Oberfläche tragen, erfolgt auf dreierlei Art:

1. Spezifisch sensitivierte T-Zellen suchen einen engen Kontakt mit fremdem Antigen in Verbindung mit Antigenen der MHC-Klasse 1 an der Oberfläche der Zielzelle. Die Zellmembran dieser Zielzelle wird als Folge des Kontakts geschädigt. Es gibt ein oder mehrere Löcher von etwa 40nm im Durchmes-

Zellvernichtung

ser, die nicht geschlossen werden können, so daß 30-60 Sekunden später Zellkomponenten aus diesen Löchern ausfließen und Wasser an ihrer Stelle in die Zelle eindringt. Die Zielzelle schwillt auf und stirbt. Die T-Zelle kann eine andere Zelle anfallen.

2. Makrophagen, polymorphkernige und einige mononukleare Zellen können Zielzellen mit Hilfe spezifischer Antikörper zerstören. Der Antikörper verbindet sich mit Antigen an der Oberfläche der infizierten Zelle und Killerzellen heften sich mittels ihres Fc-Rezeptors an. Die Killerzelle setzt Sauerstoff-Radikale frei, die „Brandwunden" an der Zelloberfläche verursachen. Eosinophile wirken in der gleichen Weise auch auf Parasiten, z. B. auf Schistosomen, nachdem sie sich in großen Zahlen auf der antikörperbedeckten Oberfläche dieser Parasiten niedergelassen haben.

A-A-Komplexe

3. Antikörper verbinden sich mit Antigen auf der Oberfläche der Zielzelle, anschließend wird Komplement lokal aktiviert und verursacht Löcher in der Zellmembran, die zum Zerreißen der Zelle führen. Bei dieser Zellvernichtung ist die zellulär vermittelte Immunität nicht beteiligt. Dieser Typ der Zellvernichtung erfordert wesentlich mehr Antikörper und ist deshalb weniger wirksam als die Antikörperabhängige Destruktion durch mononukleare Zellen.

9. Diagnostische Techniken, Gendiagnostik

(U. Thums)

Einleitung

Gendiagnostik

Gendiagnostik ermöglicht den Nachweis und die Identifikation von genetischen Defekten durch direkte Analyse von Nukleinsäuren aus den Zellen eines Probanden. Damit ist die Diagnostik monogener Erbleiden bei etwa 1 % aller Neugeborenen, entstanden durch Deletionen, Insertionen, Duplikationen oder Translokationen wesentlich vereinfacht worden. Gendiagnostische Techniken können mit zunehmendem Erfolg in Fachbereichen außerhalb der Humangenetik, vor allem in der Infektiologie und Mikrobiologie, eingesetzt werden.

Grundlagen

Grundlagen

Vorraussetzung für jede molekulargenetische Technik zum Nachweis von Nukleinsäuresequenzen ist die Kenntnis derjenigen Sequenz, die es nachzuweisen gilt. Die für die Untersuchung nötigen, an Zahl und Genart ständig anwachsenden Sequenzierergebnisse können hierzu aus Datenbanken abgerufen werden. Für diagnostische Untersuchungen sollen die ausgewählten Nukleinsäuresequenzen frei von spontanen Mutationen sein, weiterhin haben sie über konservierte Abschnitte, d. h. Basenfolgen spezifisch für eine bestimmte Spezies, Gattung, Art, Familie usw., zu verfügen.

In einer ersten Generation molekulargenetischer Nachweistechniken wurden vor allem RNS-Abschnitte der beiden unterschiedlich großen Untereinheiten ribosomaler RNS für phylogenetische Untersuchungen der Bakterienspezies verwendet: Abb. 12 zeigt die Sekundärstruktur der 16S Untereinheit ribosomaler RNS von Bakterien. Farbig markierte Sequenzabschnitte signalisieren unterschiedlich konservierte Regionen innerhalb des Moleküls.

Annealing

Grundlegendes Prinzip molekulargenetischer Nachweistechniken ist die Fähigkeit komplementärer Nukleinsäuresequenzen, miteinander zu hybridisieren *(annealing)*. Das beruht auf der Fähigkeit jeweils zweier der vier möglichen Nukleotidbasen im Molekül, miteinander Wasserstoffbrücken auszubilden. Es entstehen zwischen beiden Nukleotiden mäßig starke Anziehungskräfte. Da genetische Information in Form von Aneinanderreihung verschiedener Nukleotide durch chemische Bindung an ihrem Phosphatrest kodiert ist, können komplementäre Aneinanderreihungen über längere Sequenzstrecken miteinander durch

16Sr RNS

Abb. 12 Sekundärstruktur der 16Sr RNS von Escherichia coli

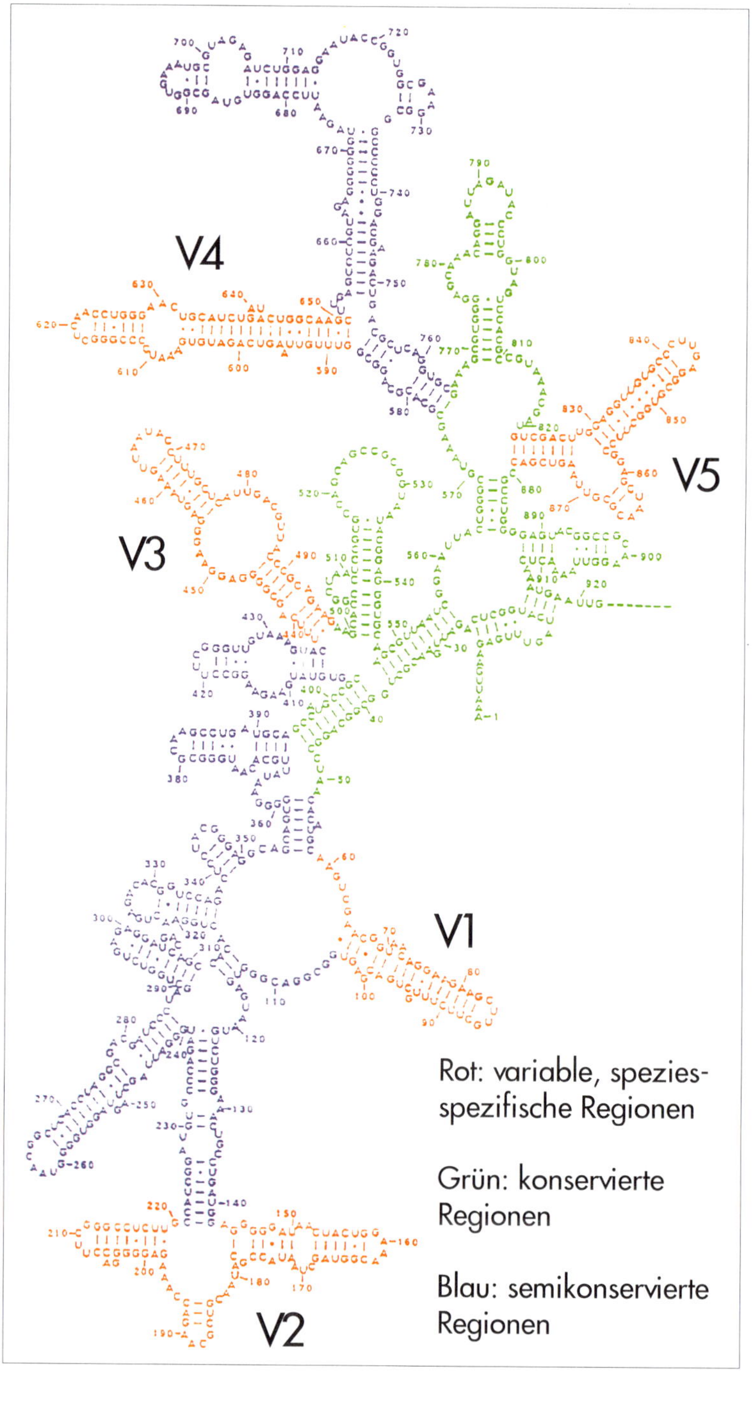

Wasserstoffbrückenbildung in Wechselwirkung treten und sich durch Basenpaarung annähern. Es entsteht im Falle der abgebildeten RNS deren Sekundärstruktur. DNA liegt gewöhnlich in zwei antiparallelen Strängen, der Doppelhelix, vor. Es ist sowohl DNA-DNA- als auch DNA-RNA-Hybridisierung möglich. Bei Zugabe eines Hybridisierungspartners im Überschuß treibt die Hybridisierung in niedrigerer Konzentration vorliegende Nukleinsäure in den Doppelzustand zurück (DNA- bzw. RNA getriebene Hybridisierung).

Hybridisierung

Bei einer Liquid-Hybridisierung befinden sich beide Reaktionspartner in Lösung, bei einer Filterhybridisierung ist einer der Hybridisierungspartner an einen Filter gebunden.

Durch thermische Einwirkung können die Anziehungskräfte derart beeinflußt werden, daß hohe Temperaturen die geringe Energie der Wasserstoffbrücken durchbrechen und die Moleküle in lineare Stränge denaturiert werden. Durch mäßige Abkühlung können sich wiederum Basenpaarungen ausbilden und komplementäre Sequenzen hybridisieren, im Falle denaturierter DNS bildet sich wieder eine native Doppelstrangstruktur aus. Die optimale Hybridisierungstemperatur muß dabei unter dem Schmelzpunkt der Nukleinsäure liegen, der die Temperatur bezeichnet, bei dem die Hälfte der Moleküle in Doppelstränge überführt sind. Für längerkettige Nukleinsäuren liegt diese Temperatur 25°C, für Oligonukleotide 5°C unter dem Schmelzpunkt, der wiederum von Basenanzahl und Basenzusammensetzung der Nukleinsäure abhängt und mit steigendem GC-Gehalt ebenfalls steigt. Für diagnostische Fragestellungen spielt diese Temperatur insofern eine wichtige Rolle, als mit ihrer Hilfe die optimale Hybridisierungs-Spezifität festgelegt wird. Sie liegt in wässrigen Salzlösungen zwischen 60°C und 75°C. Im Verlauf der Reaktion kommt es zunächst in einem kleinen Bereich zu spezifischen Basenpaarungen (nucleation); die weitere Reaktion zur Ausbildung eines vollständigen Doppelstranges ist ein kooperativ ablaufender Prozeß, bei dem die bereits ausgebildeten Wasserstoffbrücken die Ausbildung weiterer positiv beeinflußt *(zippering).*

Zippering

Tab. 20 beschreibt die wichtigsten Parameter, die die Reassoziation zweier Einzelstränge beeinflussen.

Reaktionsbedingungen, die nur eine geringe Rate an Basenfehlpaarungen erlauben, bezeichnet man als stringente Bedingungen.

Die Reassoziation zweier Einzelstränge folgt einer Kinetik zweiter Ordnung. Üblicherweise trägt man den Anteil wiedervereinigter Moleküle gegen den Logarithmus von C_0t aus, wobei C_0 die Ausgangskonzentration der denaturierten DNS und t

Einzelstrang-Reassoziation

Tab. 20: Parameter der Einzelstrangreassoziation

* DNA-Konzentration – bestimmt die Häufigkeit, mit der sich zwei zueinander passende Einzelstränge treffen
* Länge der Einzelstränge – bestimmt die Zahl der Nukleationspunkte – beeinflußt durch sterische Behinderung Reassoziationsgeschwindigkeit negativ
* Inkubationstemperatur – bei längerkettigen Doppelsträngen ca. 25°C unter der Schmelztemperatur bei RNS-DNS-Hybriden nochmals 5°C unter gleichartigen DNS-DNS-Hybriden – bei Ologonukleotiden 5°C unter der nach GC-/AT-Gehalt errechneten Schmelztemperatur
* Kationen-Konzentration – verringert intermolekulare Abstoßung der negativ gelagenen Einzelstränge
* GC-Gehalt der Nucleinsäuren – bestimmt Stabilität der gebildeten Doppelstränge
* Grad der Basenfehlpaarung – beeinflußt Stabilität der gebildeten Doppelstränge

die benötigte Zeit darstellt. Der Wert von C_0t ist dann direkt proportional zur Länge der DNA-Kette, die Steigung im Mittelpunkt ist ein Maß für die Heterogenität der hybridisierenden Nukleinsäure-Fragmente im Reaktionsansatz, was zum Vergleich der Übereinstimmung von Nukleinsäuren verschiedener Arten genutzt werden kann. Die Auswertung der Geschwindigkeit der Doppelstrangbildung erlaubt quantitative Bestimmung der an der Reaktion beteiligten Nukleinsäure-Moleküle in Lösung. (Abb. 13)

Kinetik der Einzelstrang-Reassoziation

Abb. 13: Kinetik der Einzelstrangreassoziation

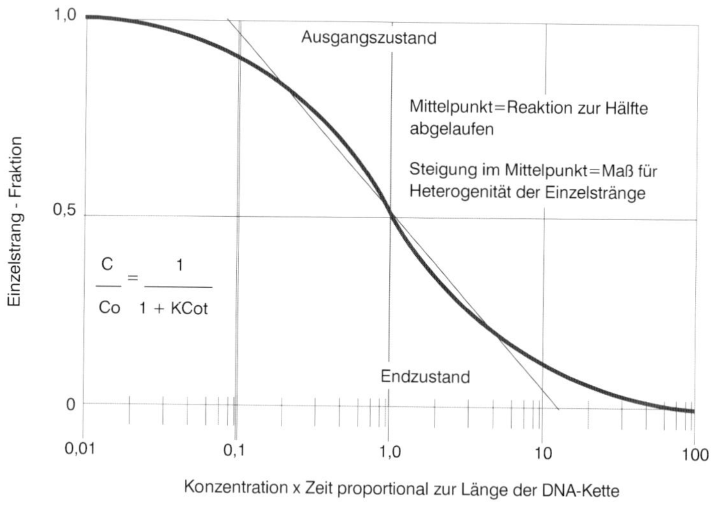

Gensondentechnik

Synthetisiert man ein mehrere Basen langes Oligonucleotid antiparallel zu einer spezifischen, nachzuweisenden bekannten Sequenz eines Ziel-Nukleinsäuremoleküls, so kann dies nach Denaturierung des Zielmoleküls und anschließender Abkühlung des Reaktionsgemisches um 5°C unter den Schmelzpunkt des synthetischen Oligonukleotids an die Zielsequenz hybridisieren. Zum Nachweis der Hybridisierung und damit des Vorhandenseins der gesuchten Zielsequenz im Reaktionsgemisch wurde das Oligonukleotid zuvor mit einer signalgebenden Substanz, etwa durch Einbau radioaktiver Nuklide oder Kopplung an fluoreszierende bzw. luminiszierende Substanzen usw. markiert. Nach Ablauf der Hybridisierungsreaktion werden nichthybridisierte Oligonukleotide elektrophoretisch abgetrennt.

Gensonden-Technik

Als Gensonde kann jede Art von Nukleinsäure fungieren, mit deren Sequenz ein gesuchtes Gen oder Nukleinsäurefragment mit komplementärer Sequenz nachgewiesen werden kann, also klonierte Gene, Genfragmente, RNA oder chemisch synthetisierte Oligonukleotide. Bei einzelnen unbekannten Basen kann Inosin als ein mit allen in Nukleinsäuren vorkommenden Nukleotiden basenpaarendes Nukleotid eingebaut werden. Dies verringert den Syntheseaufwand und erleichtert die Herstellung spezifischer Gensonden.

Abb. 14: Prinzip einer Sandwich-Hybridisierung

Sandwich-Hybridisierung

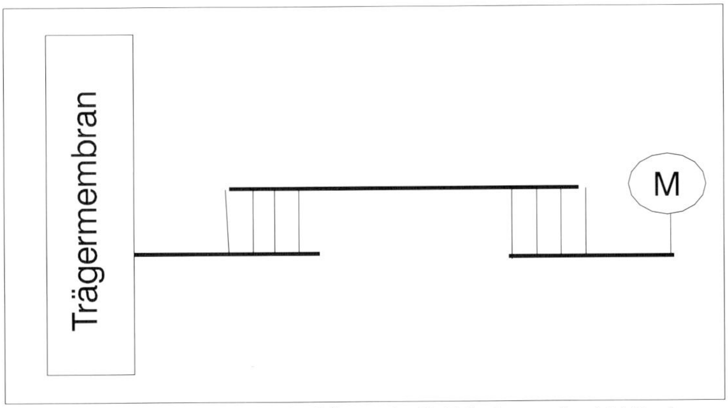

- Verwendung mindestens zweier Oligos oder Nukleinsäuren, die nicht überlappen und vollständig an die Zielmatrize hybridisieren können
- Eines der beiden Oligonukleotide ist an einem geeigneten Träger immobilisiert und dient dem Einfangen der nachzuweisenden Nukleinsäure
- Das andere Oligonukleotid ist mit einer signalgebenden Substanz markiert und dient als Detector der nachzuweisenden Nukleinsäure
- indirekte Markierung der trägergebundenen Nukleinsäure
- Stringente Bedingungen durch Auswaschen mit Puffern geeigneter Ionenstärke; nur perfekt gepaarte Nukleinsäuren werden nachgewiesen
- Quantifizierung durch Messung der trägergebundenen Markierung

Die Nachweisgrenze der gekoppelten oder eingebauten signalgebenden Substanz limitiert die Empfindlichkeit der Methode. Eine ausreichende Menge hybridisierter Nukleinsäuren muß vorhanden sein, damit genügend viel Zielsequenz zur Reaktion zur Verfügung steht.

Einen Vergleich der Sensitivitäten verschiedener Markierungstechniken kann man Tabelle 21 entnehmen.

Polymerase-Ketten-Reaktion (PCR)

Polymerase-Ketten-Reaktion (PCR)

Die PCR ist eine in-vitro Amplifikationstechnik. Sie simuliert den physiologischen Vorgang vor einer Zellteilung, der das genetische Material vor Aufteilung auf die Tochterzellen verdoppelt. Die Technik ermöglicht selektive in-vitro-Anreicherung von in Länge und Sequenz definierten Nukleinsäurebereichen aus einem Nukleinsäuregemisch. Dadurch werden auch nur einmal in der Zelle vorhandene Nuleinsäuren wie genomische DNA molekulargenetischen Nachweistechniken zugänglich. Der Vorteil, spezifische DNS-Fragmente nachweisen zu können, liegt in der höheren Konservierung der Sequenzen. Man nutzt bei der Technik die Fähigkeit von DNA-Polymerasen, Einzelstränge zu antiparallelen Doppelsträngen zu polymerisieren, wenn auch ein nur kurzer doppelsträngiger Bereich als Initialpunkt zur Verfügung steht.

Primer

Nach Extraktionsschritten der physiologisch als Doppelstrang vorliegenden DNA aus dem Untersuchungsgut werden zwei etwa 20 Nukleotide lange „Starter-Moleküle“, sogenannte *Primer,* im Überschuß zum Testansatz hinzugegeben. Diese werden komplementär zu jenem Abschnitt des Genfragmentes chemisch synthetisiert, an dem sie hybridisieren sollen. So flankieren die Primer an den Randbereichen das Genfragment an beiden antiparallelen Strängen, das vervielfältigt werden soll. Nach Hybridisierung der strangspezifischen Oligonukleotide liegen Einzelstränge vor, die nur an den flankierenden Enden doppelsträngig sind. Sie dienen der DNA-Polymerase als Initialpunkt für die Neusynthese. Als Enzym verwendet man die DNA-Polymerase des thermophilen Bakteriums Thermus aquaticus (Taq-Polymerase). Dieses ist bei einem Temperaturoptimum von über 70°C zeitlich begrenzt bis zu 95°C thermostabil und übersteht somit die vor der Hybridisierung nötigen, bei der PCR sich wiederholenden Denaturierungsschritte zur Auftrennung des Doppelstranges. Die Taq-Polymerase ermöglicht die Amplifikation von Fragmenten mit mehreren kb Länge.

Markierungstechniken (Sensitivität)

Tab. 21: Sensitivität verschiedener Markierungstechniken

Markierungsprinzip	Sensitivität
Luminiszenz	10^{-19} Mol
Isotope	10^{-18} Mol
Fluoreszenz	10^{-12} Mol

Auf die Denaturierung folgt die Hybridisierung der im molaren Überschuß vorliegenden Primer an „ihren" Genabschnitt, an den sie komplementär passen. In einem dritten Schritt sorgt die DNA-Polymerase für die Verlängerung der Primer.

Nach gelelektrophoretischer Auftrennung des Reaktionsproduktes erkennt man die amplifizierten Fragmente als Banden vor dem Hintergrund nicht amplifizierter Nukleinsäure-Bereiche.

In einem sich anschließenden Arbeitsgang werden die Reaktionsprodukte mittels einer markierten Gensonde oder einer zweiten Amplifikationsreaktion auf Übereinstimmung mit der Ziel-Nukleinsäure untersucht.

Die Vorteile der PCR liegen in der raschen Durchführbarkeit. Nach etwa 4 Stunden Reaktionszeit bei 30-40 Zyklen in einem programmierbarem Thermo-Cycler, der automatisierte Durchführung erlaubt, kann das Ergebnis auf dem Elektrophoresegel dokumentiert werden. Entscheidend ist die Sensitivität der Methode, die es erlaubt, von kleinsten Mengen genomischer DNA oder RNA auszugehen und Fragmente aus dem Genom einzelner Zellen selektiv zu vervielfältigen. Mittels PCR kann man Information über bestimmte DNA-Abschnitte erhalten, ohne zuvor eine Klonierung in entsprechenden Vektoren durchführen zu müssen.

Polymerase-Kettenreaktion

Abb. 15: Prinzip der Polymerase-Kettenreaktion

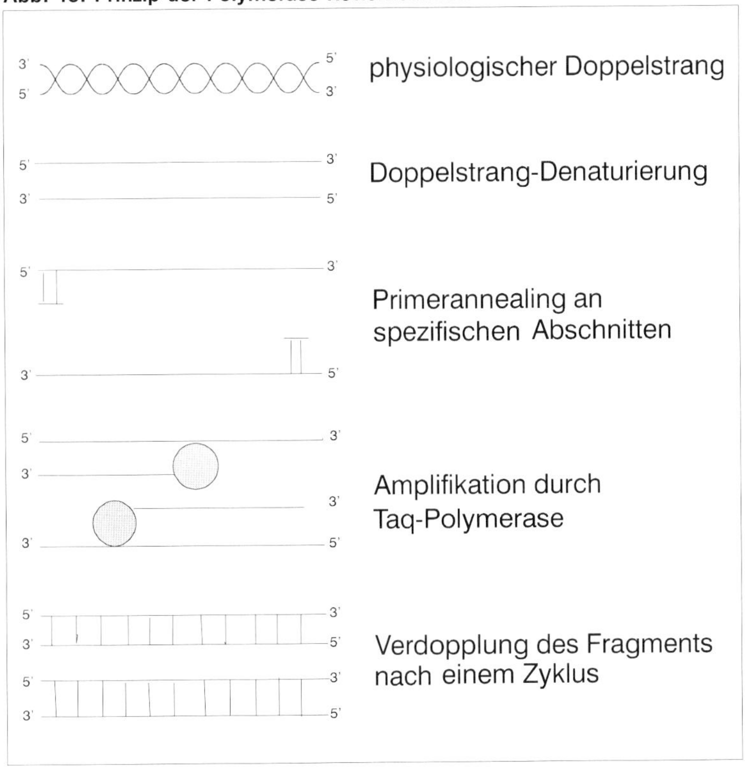

Vermeidung von Kontaminationen

Kontamination

Um die Ergebnisse der PCR richtig zu interpretieren, sind bei der Durchführung des Verfahrens Kontaminationen, vor allem mit dem billionenfach amplifizierten DNA-Fragment zu vermeiden. Grundlegend ist deshalb eine strikte räumliche Trennung der Arbeitsbereiche prä- und post-PCR. Bei der DNS-Präparation als auch bei der Amplifikationsreaktion sollte mindestens jeweils ein Leerwert mitgeführt werden, um Kontaminationen während der DNA-Präparation oder der Bereitung des Amplifikationsgemisches nachweisen zu können. Außerdem sollten beim Pipettieren von DNS-Präparat bzw. des Amplifikationsgemisches ausschließlich Pipetten mit auswechselbarem Kolben oder abgestopfter Pipettenspitze verwendet werden, um durch Aerosol oder Wirbelbildung entstandene Kontaminationen über Totvolumina der Pipettenspitzen zu vermeiden.

Ligase vermittelte Nachweistechniken

Ligation

Als Ligation bezeichnet man die enzymatische Verknüpfung der Enden zweier Nukleinsäuremoleküle mit Hilfe einer Ligase. DNA- und RNA-Ligasen katalysieren die Bildung von Phosphodiesterbindungen zwischen einer freien Phosphat-Gruppe und einer gegenüberliegenden freien Hydroxyl-Gruppe. So schließen sich einzelne Nukleotide über den Phosphatrest zu dem festen Rückgrad von Nukleinsäuren zusammen. In der Gentechnologie werden diese Enzyme insbesondere zur Verknüpfung zweier auch unterschiedlicher Nukleinsäuremoleküle und zur Zirkularisierung verwendet.

Das Prinzip ligasevermittelter Nachweisreaktionen ist einfach: Man synthetisiert zwei Oligonukleotide, die genau nebeneinander an der Einzelstrangmatrize hybridisieren. Eines der Oligonukleotide ist am freien Ende, das nicht ligiert wird, an eine signalgebende Substanz gekoppelt oder durch Einbau radioaktiver Nuklide markiert, das zweite Oligonukleotid kann, wenn eine Filterhybridisierung erwünscht ist, mit einer Bindungssubstanz gekoppelt werden. Haben beide Oligonukleotide exakt nebeneinander an der Matrize hybridisiert, können sie enzymatisch miteinander verbunden, ligiert werden. Es entsteht eine einzige Nukleinsäure mit sowohl signalgebenden als auch an einen Träger bindenden Eigenschaften. Bei Einstellung stringenter Hybridisierungsbedingungen kann das beide Eigenschaften tragende Nukleinsäuremolekül also nur bei vollständiger Hybridisierung beider Oligonukleotide nebeneinander an der Zielsequenz entstehen. Zur Bindung an einen geeigneten Träger und zur Signalgebung kann es in einem zweiten Untersuchungsschritt also nur dann kommen, wenn beide Bedingungen, Stringenz und Hybridisierung nebeneinander, beim Reaktionsablauf im ersten Schritt eingehalten wurden. Ist nur eine der beiden Bedingungen nicht erfüllt, kommt es im nachgeschalteten Detektionsschritt zwar zu einer Bindung des einen Oligonukleotids, es fehlt jedoch nach Auswaschen des Reaktionsgemisches nach Bindung an den Träger die signalgebende Komponente. Die Ligation zweier Oligonukleotide kann ebenfalls einer Kettenreaktion unterzogen werden. Nach Hybridisierung und Ligation beider Oligonukleotide trennt ein Denaturierungsschritt beide basengepaarte Nukleinsäuren voneinander, die aus beiden Oligonukleotiden ligierte Nukleinsäure kann in einem anschließenden Annealingschritt wie die ursprüngliche Zielnukleinsäure nun auch als Target für die Hybridisierung weiterer Oligonukleotide fungieren.

Sequenzierungstechniken

Sequenzierung

Sequenzierung, eine Technik die es durch nacheinandergeschaltete Abspaltung einzelner Nukleotide aus einer Sequenz von einem Ende her erlaubt, Aufschluß über die Basenabfolge in der Sequenz zu erhalten, spielt als Nukleinsäurenachweistechnik in der Gendiagnostik nur eine untergeordnete Rolle. Sie ist aber als Technik zur Bestätigung der Homologie zweier Sequenzen außerordentlich hilfreich und kann so z. B. zur Bestätigung der Homologie eines Amplifikates mit der Ursequenz eingesetzt werden.

Ligase-Ketten-Reaktion

Abb. 16: Prinzip der Ligase-Ketten-Reaktion

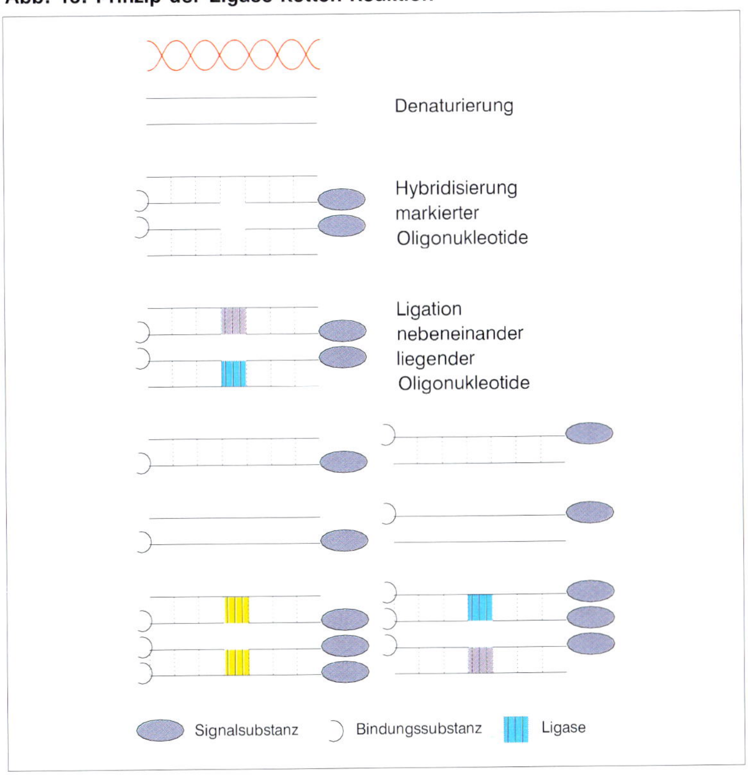

Gendiagnostischer Erregernachweis

Abb. 17: Arbeitsverlauf beim gendiagnostischen Erregernachweis

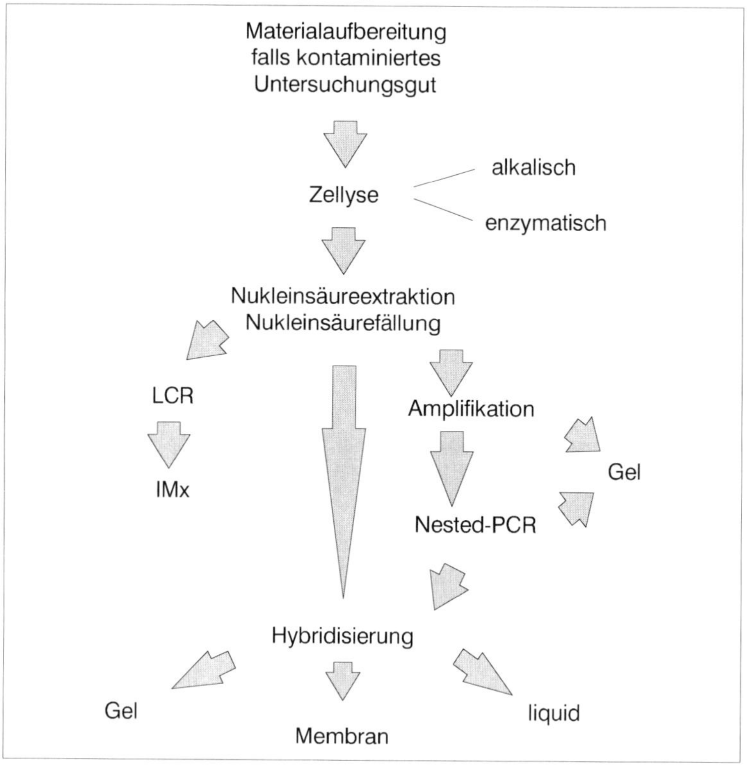

Auflösungsvermögen gendiagnostischer Techniken

Abb. 18: Vergleich der Sensitivitätsunterschiede der Nachweistechniken

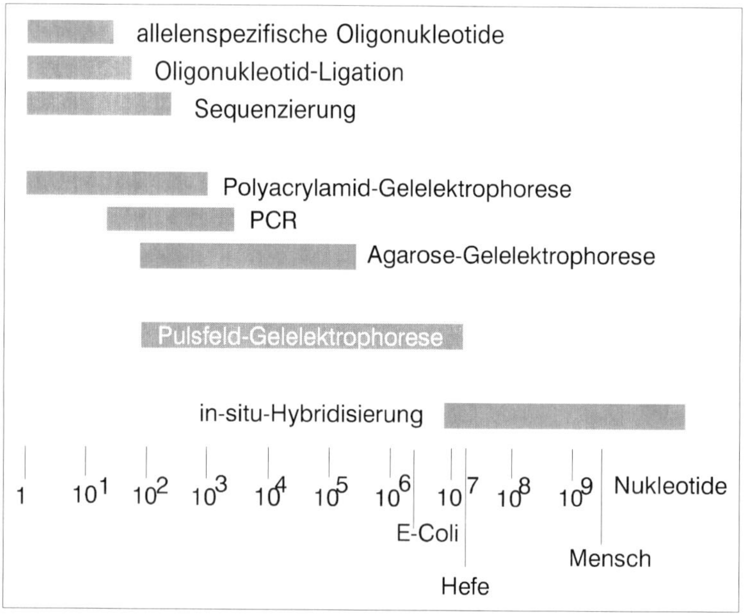

Derzeit werden die Ergebnisse gendiagnostischer Methoden mit den Ergebnissen kultureller Anzucht und serologisch erzielten Ergebnissen verglichen. Bei solcher Beurteilung sind die Sensitivitätsunterschiede der Verfahren um Zehnerpotenzen, aber auch das Faktum, daß es sich bei gendiagnostischen Techniken um Nachweis von Genfragmenten, nicht koloniebildenden Einheiten oder einen ohnehin indirekten Erregernachweis durch Antikörperantworten auf immunogene Reize handelt, zu berücksichtigen.

Sensitivitäts-unterschiede

Genfragmente

Wesentliches Kriterium zur Beurteilung gendiagnostisch erzielter Ergebnisse sind klinische Daten, insbesondere die Frage nach eingeleiteter antimikrobieller Therapie, die in Anbetracht der Sensitivitätsunterschiede zwischen Kultur und gendiagnostischen Techniken hinzugezogen werden müssen.

10. Antimikrobielle Chemotherapie

(C.-D. Bauermeister)

Unter *antimikrobieller Chemotherapie* versteht man die Behandlung von mikrobiell (Erreger-) bedingten Erkrankungen mit Substanzen (Chemotherapeutika), die in therapeutischer Dosis Krankheitserreger im Wirt abzutöten oder in ihrer Entwicklung zu hemmen vermögen, wobei der Wirtsorganismus nicht oder nur im vertretbaren Maße geschädigt wird. Der therapeutische Effekt ergibt sich dabei im Zusammenspiel mit der körpereigenen Immunabwehr.

Chemotherapeutika

Als *Chemotherapeutika* bezeichnet man synthetisch hergestellte, meist, niedermolekulare Substanzen (z. B. Sulfonamide) mit antimikrobieller Wirkung, während unter *Antibiotika* ursprünglich nur Produkte von Mikroorganismen (z. B. Penicilline) verstanden wurden, die schon in geringen Mengen andere Mikroorganismen im Wachstum hemmen oder abtöten. Da heute auch die letztgenannten Substanzen chemisch modifiziert, halbsynthetisch oder teilweise sogar gentechnologisch gewonnen werden, ist der Begriff *„Antibiotika"* nunmehr für alle antibakteriellen Chemotherapeutika gebräuchlich.

Antibiotika

Demgegenüber sind:

Virostatika

Virostatika = virushemmende Chemotherapeutika

Antimykotika

Antimykotika = hauptsächlich gegen parasitische Pilze wirksame Chemotherapeutika

Antiparasitaria

Anthelminthika

Antiparasitaria = hauptsächlich gegen Parasiten wirksame Chemotherapeutika. Innerhalb dieser Gruppe werden Mittel gegen parasitische Würmer als *Anthelminthika* bezeichnet, während Mittel gegen Insekten (Insektizide) bzw. gegen Spinnentiere (Akarizide) kaum therapeutisch eingesetzt werden.

Einige Substanzen lassen sich dabei mehreren dieser Gruppen zuordnen.

Begrifflich unterscheidet man weiter zwischen erregerhemmend *(bakteriostatisch, fungistatisch)* und erregerabtötend *(bakterizid, fungizid)* wirkenden Substanzen. Einige Antibiotika wirken nur auf sich vermehrende Keime bakterizid (degenerative Bakterizidie), während andere auch ruhende Bakterienzellen abtöten (absolute Bakterizidie).

Antiseptika sind antibakteriell wirkende Mittel, die vorwiegend auf der Haut/auf Schleimhäuten oder in Wunden angewendet werden. Dazu gehören im weiteren Sinne auch einige Lokal-Antibiotika, die wegen ihrer Toxizität nicht (mehr) systemisch eingesetzt werden (z. B. Neomycin, Bacitracin, Polymyxine, Nitrofurane).

Antiseptika

Antibiotika-Therapie

Antibiotika-Therapie

Antibiotika gehören zu den gebräuchlichsten und effektivsten Medikamenten, durch die viele gefürchtete Infektionen ihren Schrecken verloren haben. Unkritisch eingesetzt bergen sie aber auch Gefahren sowohl für den einzelnen Patienten, als auch für andere Patienten (z. B. einer Station) oder für ganze Populationen. Schließlich spielen Antibiotika bei der Kostenentwicklung in der Medizin eine maßgebliche Rolle.

Grundsätze

Vor Einleitung einer Antibiotika-Anwendung sollten daher folgende Grundsätze beachtet werden:

1. Kritische Indikationsstellung: Vorliegen einer bakteriellen Infektion, Beseitigung infektionsbegünstigender Faktoren, Sanierung lokaler Infektionsherde.
2. Mikrobiologischer Erregernachweis mit Empfindlichkeitstestung (Antibiogramm) (Materialentnahme vor Therapiebeginn!), ggf. auch bakteriologische Kontrollen unter der Therapie zur Erkennung von Resistenzentwicklungen oder Therapieversagern.
3. Gezielter Antibiotika-Einsatz, kalkulierte Therapie nach wahrscheinlichen Erregern und Wirkungsspektren, Vermeidung von Breitspektrum-Präparaten und Antibiotika-Kombinationen.
4. Berücksichtigung der lokalen Erreger-/Resistenzsituation, darauf basierende Antibiotika-Strategien und Therapieprogramme.
5. Prophylaktischer Einsatz nur in besonders begründeten Fällen (z. B. Zustand nach Endokarditis, perioperative Kurzzeit- oder one-shot-Prophylaxe bei Risiko-Eingriffen, Umgebungsprophylaxe bei Meningokokken-Meningitis).
6. Rechtzeitiger Therapiebeginn, ausreichende Dosierung und Applikationsintervalle, adäquate Applikationsform, Anwendungszeitraum.
7. Berücksichtigung von Grundkrankheiten, Alter und Kontraindikationen.

Wirksamkeit

Für die Wirksamkeit einer Antibiotika-Therapie spielen folgende Faktoren eine Rolle:

- Empfindlichkeit der Keime (Resistenzentwicklung, Erregerwechsel, Super-/Mischinfektionen)
- Erreichen adäquater Wirkspiegel am Ort der Infektion
- Mitwirkung der körpereigenen Immunabwehr

Nebenwirkungen

Als wichtige Gefahren und Nebenwirkungen der Antibiotika-Therapie müssen beachtet werden:

- pharmakologische Nebenwirkungen (Allergien, toxische Organschädigungen, Hämatopathien, teratogene Schäden).
- Veränderung oder Vernichtung der physiologischen Flora. Davon ausgehend kann es zum Überwuchern und zu Infektionen mit sonst apathogenen Bakterien oder Pilzen kommen.
- Ausbleiben der natürlichen Abwehrmechanismen, Schwächung des Immunsystems durch übermäßigen Einsatz von Antibiotika.

Hospitalismus

- Im Hospitalbereich Selektion und Verbreitung mehrfachresistenter Problemkeime *(infektiöser Hospitalismus).*
- Verschleierung von Diagnosen

Definitionen

Wirkungsspektrum

Natürliche Resistenz

Resistenzentwicklung

Das *Wirkungsspektrum* von Antibiotika umfaßt die auf Grund des Wirkungsmechanismus üblicherweise empfindliche Keimspezies bzw. -gruppen. Im Gegensatz dazu steht die *natürliche Resistenz,* d. h. die primäre, stets vorhandene Unwirksamkeit von Antibiotika gegenüber bestimmten Bakterienspezies/-gruppen. Unter *Resistenzentwicklung* versteht man die erworbene, zunehmende Widerstandsfähigkeit *(sekundäre Resistenz)* ursprünglich empfindlicher Bakterien gegenüber Chemotherapeutika. Diese tritt meist infolge der Anwendung des betreffenden oder eines verwandten (Parallel-Kreuzresistenz) Antibiotikums durch Selektion resistenter Anteile von Bakterienpopulationen und/oder genetische Veränderungen (Mutationen, Rekombinationen, übertragbare Resistenzgene) auf.

Resistenzbestimmung

Empfindlichkeitstestung bzw. *Resistenzbestimmung* sind mikrobiologische Labormethoden, durch die in vitro Aussagen über die zu erwartenden Empfindlichkeiten isolierter Bakterien gegenüber Antibiotika gewonnen werden. Je nach Testverfahren und Fragestellung enthält die Ergebnisliste *(Antibiogramm)* qualitative (empfindlich, mäßig/intermediär empfindlich, resistent) oder quantitative Aussagen (minimale Hemmkonzentration – MHK, minimale bakterizide Konzentration – MBK).

Tab. 22: Einteilung der Antibiotika:

Substanzgruppe	Untergruppe	Vertreter
α-Lactam-Antibiotika		
1. Penicilline	Benzyl-Penicilline	Penicillin G, Procain Penicillin, Benzathin-Penicillin
	Phenoxy-(Oral-) Penicilline	Penicillin V
	Amino-Penicillin	Ampicillin, Amoxycillin
	Acylureido-Penicilline	Azlocillin, Mezlocillin Piperacillin
	Carboxy-(Breitspektrum-) Penicilline	Carbenicillin, Temocillin, Ticarcillin
	Isoxazolyl-(penicillinasefeste Penicilline	Oxacillin, Cloxacillin
2. Cephalosporine (incl. Cephamycine		
1. Generation	Cefazolin-Gruppe	(Cephalotin), Cefazolin
	Oralcephalosporine	Cefalexin, Cefaclor, Cefadroxil
2. Generation	Cefuroxim-Gruppe	Cefuroxim, Cefamandol, Cefotiam
	Oralcephalosporine	Cefixim
3. Generation	Breitspektrum-Cephalosporine	Cefotaxim, Ceftriaxon, Ceftizoxim, Cefmenoxim
	Anaerobier-Cephalosporine (Cephamycine	Cefoxitin, Cefotetan, Latamoxef
	Pseudomonas-wirksame Cephalosporine	Cefsulodin, Cefoperazon, Ceftazidim
4. Generation	– –	– –
3. Carbapeneme		Imipenem (+ Cilastatin
4. Monobactame		Aztreonam
5. β-Lactamase-Hemmer		Clavulansäure, Sulbactam
Aminoglykoside	klassische Aminoglykoside	Streptomycin, Kanamycin
	moderne Aminoglykoside	Gentamicin, Amikacin, Tobramycin, Sisomicin
Bakteriostatische Breitspektrum-Antibiotika	Tetracycline	Oxytetracyclin, Doxycyclin
	Chloramphenicol-Gruppe	Chloramphenicol, Thiamphenicol
Schmalspektrum-Antibiotika	Makrolide	Erythromycin, Spiramycin
	Polymyxine	Polymyxin B, Spiramycin
	Lincosamide	Lincomycin, Clindamycin
	Glykopeptide	Vancomycin, Teicoplanin
	Rifamycine	Rifampicin
	sonstige	Fusidinsäure
		Fosfomycin
Synthetische Antibiotika (Chemotherapeutika)		
Sulfonamide	Kurzzeit-Sulfonamide	
	Mittelzeit-Sulfonamide	
	Langzeit-Sulfonamide	
	Schwer resorbierbare Sulfonamide	
	Trimethoprim-Sulfonamid-Kombination	Co-Trimoxazol
Nitrofurane		Nitrofurantoin
Gyrase-Hemmer (4-Quinolone)	Fluochinolone	Ciprofloxacin, Norfloxacin, Ofloxacin
Nitroimidazole		Metronidazol, Ornidazol

Antibiotika-Einteilung

Minimale Hemmkonzentration (MHK)
Minimale bakterizide Konzentration (MBK)

Die minimale Hemmkonzentration (MHK) ist diejenige Konzentration eines Antibiotikums, bei der unter definierten Bedingungen (Nährmedium, Inokulum, Bebrütungstemperatur) in vitro keine sichtbare Vermehrung (Koloniebildung, Trübung) mehr auftritt. Zusätzlich ist die *minimale bakterizide Konzentration* (MBK) aussagekräftig, die angibt, bei welcher Konzentration des Antibiotikums eine vollständige Abtötung aller getesteten Keime erreicht werden konnte.

Ein Keim ist gegenüber einem Antibiotikum *empfindlich,* wenn seine minimale Hemmkonzentration (MHK) kleiner als die bei üblicher Dosierung erreichbare mittlere Serumkonzentration ist. Er gilt als *mäßig* (oder vermindert) *empfindlich,* wenn eine der MHK entsprechende mittlere Serumkonzentration durch höhere bis maximale Dosierung im Rahmen der therapeutischen Breite des Antibiotikums erreichbar ist. Alle anderen Keime werden als *resistent* bezeichnet.

Persistenz

Unter *Persistenz* versteht man das Überleben ruhender, empfindlicher Teile einer Bakterienpopulation unter der Einwirkung bakteriostatischer oder degenerativ bakterizider Antibiotika. Ohne die Mitwirkung der körpereigenen Abwehr kann es trotz Empfindlichkeit der Keime und ausreichender Dosierung zu Therapieversagern kommen.

Praktische antimikrobielle Therapie (Hinweise)

Allgemeine Hinweise für die antimikrobielle Chemotherapie in der Praxis

- Nicht jede vermeintliche Infektion ist auch eine! Nicht jede Infektion ist bakteriell bedingt (z. B. die meisten akuten respiratorischen Infekte)! Nicht jede bakterielle Infektion muß antibiotisch behandelt werden (z. B. unkomplizierte Wundinfektionen, Durchfallserkrankungen)!
- Antibiotika sind kein Ersatz für Asepsis und Antisepsis, Krankenhaushygiene, lokale chirurgische oder klassische antipyretische Maßnahmen. **Antibiotika sind keine Sedativa für den unsicheren Therapeuten!!!**
- Das Antibiogramm ist kein therapeutischer Imperativ! Der angezüchtete und getestete Keim muß nicht der Erreger sein (z. B. durch Kontamination des Untersuchungsmaterials, mehrere Keime bei Mischinfektionen)! Empfindlichkeit in vitro ist keine Garantie für die Wirksamkeit in vivo, aber Resistenz in vitro macht einen therapeutischen Effekt in vivo unwahrscheinlich!
- Ist trotz fehlenden Erregernachweises eine bakterielle Infektion wahrscheinlich, bzw. liegt der mikrobiologische Befund noch nicht vor, sollte eine kalkulierte Therapie, die sich gegen den/die wahrscheinlichen Erreger richtet, erfolgen.

- Wenn eine Antibiotika-Therapie indiziert ist, dann sollte sie auch konsequent, in ausreichender Dosierung, Applikationsform und Anwendungszeit erfolgen! Es ist nicht sinnvoll, auf die ersten Zeichen der Besserung hin die Therapie abzubrechen. Das muß auch dem Patienten klargemacht werden!
- Wenn nach spätestens 5 Tagen Anwendung kein Effekt zu verzeichnen ist, sollten Therapieindikation und Auswahlkriterien nach den oben angeführten Grundsätzen kritisch überprüft werden!

Priorität der Antibiotika-Auswahl

- Stehen mehrere Antibiotika zur Auswahl, so besitzen Priorität: die geringeren Nebenwirkungen, die bakterizide gegenüber der bakteriostatischen Wirkung, das schmalere gegenüber dem breiten Wirkungsspektrum, die Monotherapie gegenüber der Kombination. Und nicht zuletzt spielt auch der Preis eine Rolle.
- Antibiotika, die hauptsächlich systemisch eingesetzt werden, sollten nicht lokal angewendet werden. Dies gilt insbesondere für β-Lactam-Antibiotika (Sensibilisierung).

11. Begriffe der Infektiologie

(C.-D. Bauermeister)

Als *Infektionskrankheiten* (besser: erregerbedingte Erkrankungen) bezeichnet man Krankheiten, die durch *Infektionserreger* (Mikroorganismen: Viren, Bakterien, parasitisch lebende Pilze und tierische Einzeller; mehrzellige tierische Parasiten: Würmer, Gliedertiere) hervorgerufen werden. Die Krankheitsentstehung beruht auf einer *Infektion* durch die Erreger oder einer Intoxikation (Toxikoinfektion), bei der die von Erregern gebildeten toxischen Produkte die Hauptrolle spielen.

Viren

Viren = infektiöse Partikel (20-300 nm Durchmesser), die sich in lebenden Wirtszellen durch Einbau in deren genetische Information vermehren, keine Zellstruktur und keinen eigenen Stoffwechsel besitzen. Aufbau aus genetischer Information (Nukleinsäuren) und Hüllsubstanzen. Klassifikation nach der Struktur der Nukleinsäuren in DNA- und RNA-Viren. *Viroide* sind kleiner als Viren und bestehen aus nackter Nukleinsäure.

Bakterien

Bakterien = weder den Pflanzen (früher: Spaltpilze) noch den Tieren zugehörige einzellige Mikroorganismen (0,2-80 µm Durchmesser). Aufbau aus Kernäquivalent (kein Zellkern!), Zellwand (außer bei Rickettsien, Chlamydien, Mykoplasmen), Zellplasma und äußeren Differenzierungen (Geißeln, Fimbrien). Taxonomische Einteilung wie bei Pflanzen und Tieren. Der früher gebräuchliche Begriff *„Bazillen"* sollte heute (wenn überhaupt) allenfalls den sporenbildenden Bakterien vorbehalten bleiben.

Pilze

Pilze = einzellige oder mehrzellige (fadenförmige/verzweigte) niedere Pflanzen mit Zellkern, aber ohne Chlorophyll. Humanmedizinisch bedeutsame Gruppen sind Sproßpilze und Fadenpilze, die durch sie hervorgerufenen Krankheiten bezeichnet man als *„Mykosen"*.

Protozoen

Protozoen = einzellige Tiere. Neben der Vielzahl freilebender Arten sind einige als Parasiten bedeutsam.

Helminthen

Helminthen = Würmer; parasitisch lebende Arten werden auch als „Eingeweidewürmer" bezeichnet. Machen meist komplizierte Entwicklungszyklen, oft verbunden mit Wirtswechsel, durch.

Tropenkrankheiten (Importkrankheiten)

Unter den Protozoen und Helminthen finden sich Erreger bedeutsamer *Tropenkrankheiten* (z. B. Malaria, Schistosomiasis), die bis heute zu den großen Gesundheitsproblemen der Welt gehören und durch den zunehmenden internationalen Tourismus auch als *„Importkrankheiten“* an Bedeutung gewinnen.

Arthropoden

Arthropoden = Gliedertiere; medizinisch bedeutsame Vertreter finden sich unter den Insekten und Spinnentieren, hauptsächlich als Krankheitsüberträger (Vektoren) und/oder Blutsauger.

Abwehrmechanismen

Der *Pathogenität* der Erreger stehen als *Abwehrmechanismen* des Wirtsorganismus lokale Barrieren (Haut, Schleimhäute), unspezifische Abwehrreaktionen und spezifische Immunmechanismen (lösliche Abwehrstoffe = Antikörper; Immunzellen) entgegen. Der Krankheitsverlauf ergibt sich aus dem Wechselspiel zwischen den pathogenen Eigenschaften der Erreger und den Abwehrkräften des Wirtes.

Opportunistische Infektionen

Im Gegensatz zu *obligat pathogenen* Mikroorganismen, die bei empfänglichen Individuen praktisch immer eine Erkrankung hervorrufen, bedarf es bei sogenannten *„fakultativ pathogenen“* Erregern *opportunistischer Infektionen* zusätzlicher Faktoren und Bedingungen, damit es zur Krankheitsentstehung kommt. Zur erstgenannten Gruppe gehören die meist schon seit der Frühzeit der Bakteriologie bekannten Erreger klassischer Seuchen (z. B. Pest, Cholera, Fleckfieber, Milzbrand). Demgegenüber haben opportunistische Mikroorganismen (z. B. Klebsiellen, Proteus, Pseudomonas) erst in neuerer Zeit im Zusammenhang mit zunehmend invasiven Therapieformen einschließlich des verbreiteten Einsatzes von Chemotherapeutika an Bedeutung gewonnen und stehen heute in den Industrieländern als Problemkeime an vorderer Stelle. Selbst apathogene Mikroorganismen, die beim Gesunden natürlicherweise auf Haut, Schleimhäuten oder im Verdauungstrakt vorkommen (koagulasenegative Staphylokokken, Viridans-Streptokokken, apathogene Neisserien, Sproßpilze), können beim extrem abwehrgeschwächten Wirt Erkrankungen hervorrufen. Die Erscheinung des gehäuften Auftretens derartiger Probleminfektionen insbesondere in Krankenhausbereichen der operativen und Intensivmedizin bezeichnet man als *infektiösen Hospitalismus*.

Infektiöser Hospitalismus

„Klassische“ Infektionskrankheiten

Unter *klassischen Infektionskrankheiten* versteht man jene meist zyklisch (Inkubation, Generalisation, Organmanifestation, Abheilung) verlaufenden Allgemeininfektionen, bei denen das klinische Bild weitgehend charakteristisch für den jeweiligen Erreger ist (z. B. Scharlach, Masern, Varizellen). Demgegenüber verlaufen lokale Infektionen (Harntraktinfektionen, akute respiratorische Erkrankungen, infektiöse Durchfälle) meist unspezifisch: trotz einer Vielzahl möglicher Erreger ist das Krankheitsbild relativ uniform.

Infektionsbekämpfung

Da bei den meisten erregerbedingten Erkrankungen die Erreger und deren Eigenschaften heute bekannt sind, stehen vielfach auch Mittel zur *Verhütung und Bekämpfung* zur Verfügung. Die epidemiologische Überwachung des Auftretens von Infektionskrankheiten und die Kenntnis des jeweiligen *Erregerreservoirs*, der *Übertragungswege* und der Empfänglichkeit der territorial betroffenen Population sind Voraussetzung für gezielte Bekämpfungsstrategien. Dabei gehören Eingriffe in Naturbedingungen (z. B. Bekämpfung von Überträger-Tieren) und soziale Faktoren (z. B. Isolierung von Infizierten, Aufklärung und gesundheitsfördernde Verhaltensweisen) zu den klassischen Hauptansatzpunkten für die *Unterbrechung von Infektketten.*

Meldepflicht, Quarantänepflicht

Einige für die Volksgesundheit bedeutsame Infektionskrankheiten sind nach dem *Bundes-Seuchengesetz* (BSG) im Krankheits- und zum Teil auch im Verdachtsfall *meldepflichtig. Quarantänepflicht* besteht nach den internationalen Gesundheitsvorschriften der WHO für Cholera, Gelbfieber, Pest und Pocken, wobei der letzte Pocken-Fall 1977 gemeldet wurde und die Krankheit seither als ausgerottet gilt.

Chemotherapeutika (Antibiotika, Virostatika, Antimykotika, Antiparasitaria) bewirken eine Vermehrungshemmung oder Abtötung der Erreger im Wirtsorganismus, ohne letzteren selbst zu schädigen. Durch Applikation von lebenden oder abgetöteten Erregern bzw. deren antigenen Bestandteilen kann eine *Immunität* erzeugt werden, die im Falle einer späteren „echten" Infektion die Krankheit mildert oder verhindert.

aktive Immunisierung

Im Gegensatz zu dieser *aktiven Immunisierung*, bei der der geimpfte Organismus selbst zur Ausbildung der Schutzmechanismen angeregt wird, bezeichnet man die therapeutische Gabe von antikörperhaltigen Seren oder künstlich (z. B. gentechnisch) hergestellten Präparationen als *passive Immunisierung.*

passive Immunisierung

Um Infektionswege zu unterbrechen oder die Infektion zu verhindern, kann man unbelebte Materialien (Kleidung, Lebensmittel, Instrumente) durch Hitze, Strahlung oder chemische Substanzen *sterilisieren.*

Desinfektion

Durch *Desinfektion* erreicht man, daß von den so behandelten Stoffen oder Teilen der Körperoberfläche keine Infektionen mehr ausgehen können.

Mikrobiologische Diagnostik

Durch die *mikrobiologische Diagnostik*, d. h. den Nachweis von Infektionserregern und deren Bestandteilen sowie die Immunreaktion des Makroorganismus, ist eine ätiologische Abklärung im Einzelfall und damit auch die epidemiologische Überwachung erst möglich geworden. Die wichtigsten mikrobiologischen Labormethoden sind:

- Mikroskopie
- Kultur auf festen/flüssigen Nährmedien, Zellkulturen oder (selten) in Versuchstieren
- Nachweis von Erregerbestandteilen (z. B. Antigene, biochemische Bausteine, genetische Information) und Erregerprodukten (z. B. Toxine)
- Nachweis der spezifischen Abwehrreaktion (z. B. Antikörper).

Infektionskrankheit = beim empfänglichen Organismus durch Infektionserreger ausgelöste übertragbare (ansteckende) Krankheit. Besser: erregerbedingte Erkrankung; dies schließt auch begrifflich Schädigungen durch Produkte (z. B. Toxine) von Mikroorganismen ein.

Infektionskrankheit

Infektion = Eindringen von potentiellen Krankheitserregern in den Wirtsorganismus (Mensch, Tier). Dem gehen je nach Infektionsweg und Erregerart voraus:

Infektion

- der Kontakt des Erregers mit dem Wirtsorganismus
- die Anheftung auf Haut oder Schleimhäuten
- das Eindringen in die Blutbahn, in Gewebe und Organe
- die Vermehrung der Erreger
- die Überwindung der Abwehrmechanismen des Wirtsorganismus
- die Entfaltung schädlicher Wirkungen.

Für Parasiten, die in den Wirtsorganismus nur eindringen, ohne sich zu vermehren, ist auch der Begriff *Invasion* gebräuchlich.

Infektionsabwehr = Gesamtheit der unspezifischen und spezifischen Mechanismen zur Abwehr von Infektionen durch den Makroorganismus. Diese umfassen:

Infektionsabwehr

- die angeborenen unspezifischen Mechanismen der Infektionsabwehr (Resistenz)
- die Erkennung der Infektionserreger als „fremd“
- die Aktivierung der spezifisch wirksamen Komponenten der Immunabwehr
- die Begrenzung der Infektion und Vernichtung der Erreger
- die Ausbildung eines immunologischen „Gedächtnisses“, das bei erneutem Kontakt mit dem betreffenden Antigen eine schnellere und ausgeprägtere Immunantwort bewirkt.

Parasitismus = Lebensweise, bei der ein (Mikro-) Organismus (Parasit) zeitweise (temporär) oder ständig (stationär) an oder in einem anderen (Makro-) Organismus (Wirt) auf dessen Kosten lebt, indem er Nahrungsstoffe entzieht und geeignete Bedingungen für die eigene Reproduktion findet. Der Wirt braucht dabei nicht unbedingt geschädigt zu werden.

Parasitismus

Parasiten im weitesten Sinne sind Bestandteile komplizierter Naturkreisläufe und stehen als Populationen mit den Wirtspopulationen in vielfältigen Wechselwirkungen. Parasitismus ist das Ergebnis langwieriger evolutionärer Prozesse, die fortdauern und innerhalb derer es zu Veränderungen und gegenseitigen Anpassungen von Wirten und Parasiten kommt. Durch den Eingriff in die Umwelt und in Naturkreisläufe schafft der Mensch Bedingungen, die eine Dezimierung, aber auch eine Begünstigung von Parasiten zur Folge haben können. So können sich auch „neue“ Krankheitserreger entwickeln oder bereits bekannte neue Bedeutung erlangen.

Infektiosität

Infektiosität = Zusammenfassung der Eigenschaften, die Voraussetzungen für die Übertragbarkeit von Erregern sind: Haftfähigkeit, Eindring- und Vermehrungsvermögen.

Pathogenität

Pathogenität = Fähigkeit von Infektionserregern, in Wirtsorganismen lokale und allgemeine Krankheitserscheinungen hervorzurufen.

Virulenz

Virulenz = Maß der krankmachenden (pathogenen) Eigenschaften von Infektionserregern gegenüber einem bestimmten Wirt.

Erregerreservoir

Erregerreservoir = natürlicher Standort von Infektionserregern, wo diese sich entwickeln und vermehren (unbelebte Umwelt, Tiere, Menschen) und von wo Infektketten ausgehen können.

Infektkette

Infektionsquelle

Infektkette = zentrales Prinzip der Verbreitung von Infektionserregern und der durch sie hervorgerufenen Krankheiten. Kleinstes abstraktes Element ist der *epidemische Grundvorgang:* Erregerreservoir – Übertragungsweg(e) – empfängliche Population. Den aktuellen Ausgangspunkt eines epidemischen Grundvorganges bezeichnet man auch als *Infektionsquelle.*

Immunität

Immunität = natürlich oder künstlich erworbene spezifische Abwehrkraft gegenüber Infektionserregern oder deren Toxinen. Dabei wirken Antikörper (humorale Immunität) und immunkompetente Zellen (zellvermittelte Immunität) zusammen.

Infektionsweg

Zoonosen

Zooanthroponosen

Infektionsweg (Übertragungsweg) = Mechanismen des Überganges von Infektionserregern vom Erregerreservoir auf empfängliche Individuen: Inhalation, enterale Aufnahme, Haut-/Schleimhautkontakt, parenterale Übertragung (Stich, Trauma). Dabei können Übertragungsfaktoren (z. B. Gegenstände, Lebensmittel, Aerosole, Insekten) eine Rolle spielen. Wenn Lebewesen als Überträger fungieren, in denen die Erreger ihre Entwicklung fortsetzen, sich vermehren oder infektionsreif werden, spricht man von *Zwischenwirten* und bezeichnet den Übergang als *Wirtswechsel.* Infektionskrankheiten, die hauptsächlich unter Tieren auftreten, bezeichnet man als *Zoonosen*, solche die zwischen Tieren und Menschen übertragen werden können als *Zooanthroponosen.*

12. Allgemeine Bakteriologie

(C.-D. Bauermeister)

Bakterien

Bakterien sind einzellige kugel-, stäbchen- oder schraubenförmige Mikroorganismen. Ihre *Größe* liegt je nach Form und Art zwischen 0,2 und 10 µm. Durch verschiedene Formen der Zusammenlagerung können größere Gebilde (Tetraden, Ketten, Fäden) bis zu mehreren hundert µm Länge entstehen. Nach ihrer *Lagerung* können die Grundformen der Bakterien weiter unterteilt werden:

– kugelförmige

- *kugelförmige Bakterien* (Kokken) in Haufen/Trauben-Lagerung (Staphylokokken, Mikrokokken), Ketten- (Streptokokken), Diplo- (Gonokokken, Meningokokken) Vierer-/Paketlagerung (Sarcinen)

– stäbchenförmige

- *stäbchenförmige Bakterien* in einfache gerade, kokkoide, lanzettförmige (fusiforme), keulenförmige (coryneforme) Stäbchen mit und ohne Sporen

– schraubenförmige

- *schraubenförmige Bakterien* in einfache Komma„bazillen" (Vibrionen), in sich starre Spirillen und flexible Spirochäten

Abb. 19: zeigt eine Auswahl wichtiger Bakterienformen.

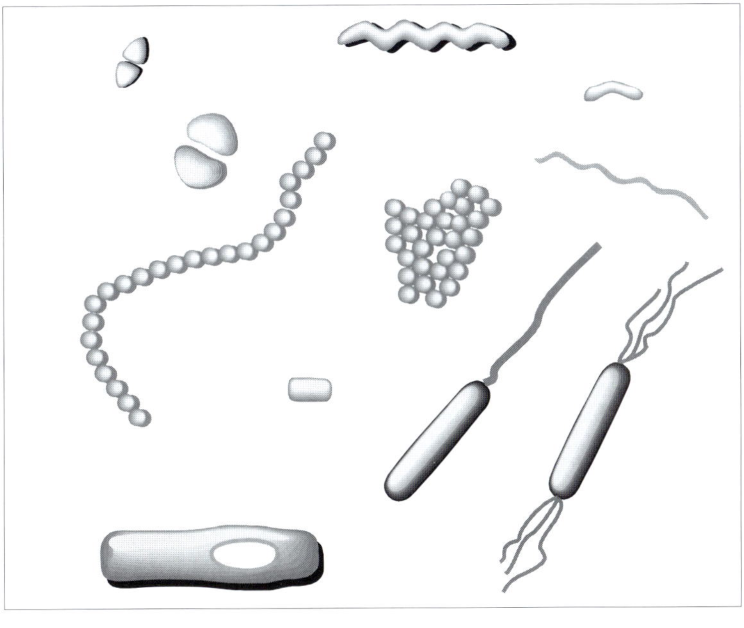

Prokaryonten

Im Gegensatz zu allen höheren Organismen (Eukaryonten) besitzen Bakterien als *Prokaryonten* keinen echten, von einer Kernmembran umgebenen Zellkern und unterscheiden sich von erstgenannten auch in weiteren zellulären Merkmalen. Die früher übliche Zuordnung der Bakterien zu den Pflanzen („Spaltpilze") läßt sich heute nicht mehr aufrechterhalten.

Zellaufbau der Bakterien

Außer bei Chlamydien und Mykoplasmen sind die Bakterienzellen von einer *Zellwand* umhüllt. Darauf befinden sich bei vielen Gruppen spezielle Differenzierungen (Fimbrien, Pili, Geißeln). Darüberhinaus besitzen viele Bakterien eine Hülle oder Kapsel. Bakterien können unbeweglich oder auf Grund schlangenartiger Bewegungen bzw. mit Hilfe ihrer Geißeln beweglich sein.

Generationszeit

Bakterien vermehren sich vegetativ-ungeschlechtlich durch Zellteilung. Die *Generationszeit* (Abstand zwischen 2 Teilungsschritten als Maß für die Vermehrungsgeschwindigkeit) kann – in Abhängigkeit von Umweltbedingungen (Nährmedium, Temperatur, pH-Wert usw.) – sehr unterschiedlich sein und zwischen wenigen Minuten bei schnellwachsenden Organismen (z. B. Clostridium perfringens – Erreger des Gasbrandes) und mehreren Stunden bei langsamwachsenden Organismen (z. B. Mycobacterium tuberculosis – Erreger der Tuberkulose) liegen.

Sporenbildung

Eine besondere Form der Vermehrung ist die *Sporenbildung:* Bestimmte Bakterien (früher als „Bazillen" bezeichnet) bilden unter ungünstigen Umweltbedingungen Dauerformen (Sporen), die gegenüber Austrocknung und Hitze außerordentlich resistent sind und aus denen unter günstigen äußeren Bedingungen noch nach Monaten oder Jahren (!) wieder die vegetativen Bakterienformen auskeimen können.

Veränderung von Bakterienstämmen

Wenngleich die *genetische* Information der Bakterien theoretisch unverändert auf die Tochterzellen weitergegeben wird, gibt es vielfältige Mechanismen für *Veränderungen*: Durch Mutationen, direkten Austausch genetischer Information zwischen verschiedenen Bakterienzellen sowie Übertragungsmechanismen mittels Plasmiden (autonome genetische Elemente) oder Bakteriophagen entstehen Bakterienstämme mit veränderten oder neukombinierten Eigenschaften. Wegen der schnellen Vermehrung eignen sich Bakterien daher besonders für gentechnische Experimente sowie für die gezielte Produktion verschiedenster Stoffe. Im Zusammenhang mit Selektionsprozessen unterliegen Bakterien somit ebenfalls der Evolution.

Bakteriologische Diagnostik – Untersuchungsmaterial

Bakteriologische Diagnostik

– Untersuchungsmaterial

Entscheidend für eine aussagekräftige Diagnostik ist die ordnungsgemäße Gewinnung des Untersuchungsmaterials einschließlich des möglichst schnellen Transportes in das Labor unter optimalen Bedingungen. Grundsätzlich sollte bei der Materialgewinnung jegliche Kontamination mit Keimen der Haut oder Schleimhäute sowie aus der Umwelt vermieden werden. Dies bedeutet, daß spezielle *Vorbereitungen* (z. B. Hautdesinfektion vor Punktionen, Ausspülen des Mundes vor der Sputumgewinnung), *Entnahmetechniken* (z. B. geschlossene Blutkultursysteme) und geeignete sterile *Transportsysteme* (z. B. Röhrchen, Abstrichträger, Transportmedien) erforderlich sind. Bei der Materialgewinnung sind Art des Materials (abhängig von der diagnostischen Fragestellung) und Menge (für die angeforderte/n Untersuchung/en) zu beachten. Schließlich gehören zu einer ordnungsgemäßen Einsendung auch Angaben zum Patienten, zur Verdachtsdiagnose und diagnostischen Fragestellung, zu Art des Materials und Zeitpunkt der Gewinnung, sowie die Einsenderangabe (einschließlich der Telefonnummer für eventuelle Rückfragen). Dringliche/Notfalluntersuchungen sind auf dem *Einsendeschein* ebenfalls deutlich (!) kenntlich zu machen.

– Entnahme

– Transport

– Einsendung

In Tabelle 23 sind die wichtigsten *Untersuchungsmaterialien* für die bakteriologische Diagnostik aufgelistet. Ausführliche Angaben und Hinweise finden sich darüber hinaus in den jeweiligen organbezogenen Kapiteln.

Bakteriologische Diagnostik, Untersuchungsmaterialien

Tab. 23: Untersuchungsmaterialien für bakteriologische Diagnostik

Untersuchungsmaterialien	Hinweise zur Entnahme und Transport
Blutkultur	sterile Entnahme nach sorgfältiger (!) Hautdesinfektion, bei Kindern 1-2 (5) ml, bei Erwachsenen 5-10 (20) ml Blut in spezielle Blutkulturfläschchen geben, Entnahme möglichst vor Beginn einer antimikrobiellen Therapie, während des Fieberanstiegs und ggf. mehrmals, Blutkulturmedium auf Körpertemperatur vorwärmen, sofort bei 37°C inkubieren oder gewärmt transportieren
Mund-/Nasen-/ Rachensekret	Abstrich mit sterilem Tupfer vom Entzündungsbereich oder Eiter, bei längerem Transport Erhaltungsmedium verwenden
Sputum	möglichst morgens tiefe Expektoration nach Ausspülen des Mundes mit Wasser (!)
Tracheal-/ Bronchialsekret	Gewinnung durch endotracheale Aspiration, Bronchoskopie oder bronchoalveoläre Lavage, Kontakt mit Schleimhäuten der oberen Luftwege vermeiden
Urin	möglichst Mittelstrahlurin: nach Reinigung des äußeren Genitale mit einem sterilen Tupfer und Wasser Auffangen der mittleren Portion des nicht unterbrochenen Harnstrahls, Katheterurin aus Dauerkathetern ist ungeeignet, ggf. Blasenpunktion
Genitalsekret	exprimiertes Sekret/Eiter oder Abstrich mit sterilem Tupfer vom Entzündungsbereich, bei längerem Transport Erhaltungsmedium verwenden
Duodenalsaft/Galle	Gewinnung durch Duodenalsondierung
Stuhl-/ Rektalabstrich	etwa 1-2 cm^3 Stuhl, ggf. mit Schleimauflagerungen oder Blutbeimengungen
Eiter/ Wundsekret	Punktat, Aspirat oder Abstrich mit sterilem Tupfer, Transport in der verschlossenen Spritze, im Transportmedium oder ggf. in speziellem Anaerobiergefäß
Liquor	Lumbalpunktion unter streng aseptischen Kautelen, Transport körperwarm (!) und unverzüglich, ggf. in speziellem Erhaltungsmedium vorbebrüten
Pleurasekret/ Ascites/Gelenkflüssigkeiten	Gewinnung durch Punktion unter streng aseptischen Kautelen, Transportbedingungen analog zu Liquor

Kulturen
Nährmedien

– **Kulturverfahren**

In der mikrobiologischen Diagnostik sind verschiedene Kulturverfahren zur Anzucht der Bakterien gebräuchlich. Grundlage für bakteriologische *Nährmedien* sind meist Naturstoffe (Fleisch, Innereien, pflanzliche Produkte), die durch wäßrige Extraktion (Infus, Kochextrakt = Bouillon) oder durch enzymatischen Abbau aufgeschlossen werden. Diesen Grundstoffen werden meist Zusätze (Zucker, Puffersubstanzen, Wuchsstoffe) und/oder Blut zugesetzt. Zur Isolierung von Reinkulturen benötigt man feste Nährmedien, die durch Zusatz von Agar zu Flüssigmedien hergestellt werden. Je nach den anzuzüchtenden Keimen werden verschiedene Spezialmedien verwendet. Um unerwünschte Begleitkeime zu hemmen, werden den Medien wachtumshemmende Zusätze beigegeben. Die *Bebrütung* der beimpften Medien erfolgt meist bei 37°C in Brutschränken. Zur Anzucht anspruchsvoller Bakterien müssen spezielle Bedingungen der Bebrütungsatmosphäre eingehalten werden (z. B. erhöhte CO_2-Konzentration, strikt anaerobes Milieu).

Bebrütung

Bakterien-Identifizierung

– **Bakterien-Identifizierung**

Die Identifizierung der isolierten Bakterienstämme erfolgt aufgrund folgender Kriterien: Morphologie im mikroskopischen Präparat, Anfärbung nach Gram, Kulturmorphologie, biochemische Leistungen. Neuerdings werden auch spezielle biochemische oder molekularbiologische Untersuchungstechniken eingesetzt.

Empfindlichkeitstestung
Resistenzbestimmung

– **Empfindlichkeitstestung/Resistenzbestimmung**

Um Hinweise auf die zu erwartende Wirksamkeit von Antibiotika gegen die isolierten Erreger zu erhalten, wird deren Empfindlichkeit gegen die betreffenden Substanzen in vitro unter standardisierten Bedingungen ermittelt. Dabei sind zwei grundsätzliche Techniken gebräuchlich: Im *Agardiffusionstest* werden auf ein flächenhaft mit dem zu testenden Keim beimpftes Agarmedium verschiedene Antibiotika aufgebracht. Während der Bebrütungszeit diffundieren diese Substanzen vom Auftragungsort in das umgebende Medium und bewirken in einer bestimmten Zone eine Wachstumshemmung, die makroskopisch sichtbar ist. Aus dem Durchmesser dieses Hemmhofes kann man auf die Empfindlichkeit des Testkeimes schließen. Bei den *Dilutionstests* wird eine Verdünnungsreihe des jeweiligen Antibiotikums in flüssigen oder festen Kulturmedien verwendet. Man bestimmt die niedrigste Konzentration, bei der gerade noch ein Hemmeffekt auftritt (minimale Hemmkonzentration). Diese in vitro-Ergebnisse lassen sich nicht absolut auf die Verhältnisse in vivo übertragen, erleichtern aber die Wahl eines wirksamen Präparates.

Agardiffusionstest

Dilutionstests

– **Antigene/Serologie**

Dabei nutzt man die Eigenschaft verschiedener Bakterien, in Gegenwart von Antikörpern gegen ihre *Oberflächenantigene* größere Agglomerate zu bilden, die makroskopisch sichtbar sind. Die Anwendung dieser Methode zur Identifizierung/Differenzierung unbekannter Bakterienisolate mit Antiseren bekannter Spezifität bezeichnet man klassischerweise als *Gruber'sche Reaktion*, den umgekehrten Vorgang der Antikörperbestimmung mittels bekannter Test-Bakterien/-Antigene als *Widal'sche Reaktion*.

Antigene/ Serologie

Gruber'sche Reaktion, Widal'sche Reaktion

Medizinisch bedeutsame Bakterien

Die folgende Tabelle 24 enthält einen Ausschnitt aus der Systematik der Bakterien mit einer Auswahl medizinisch relevanter Arten:

Taxonomie/Systematik

Taxonomie

Analog der naturwissenschaftlichen Taxonomie werden Bakterien durch einen Gattungsnamen (z. B. Escherichia) und einen Artnamen (z. B. coli) bezeichnet. Innerhalb einer *Gattung* kann es mehrere Arten geben (z. B. Salmonella typhi, paratyphi, typhi murium, enteritidis). Die Namensgebung folgt meist dem Vorschlag des Erstbeschreibers. Da viele Bakterien im Laufe der Zeit von verschiedenen Wissenschaftlern unabhängig voneinander beschrieben wurden und sich erst später zeigte, daß es sich um identische Spezies handelt, sind manche Bakterien in

Pathogene Bakterien

Tab. 24: Systematik pathogener Bakterien (eine Auswahl)

Gruppe	Vertreter
Spirochäten	Treponema pallidum, Borrelia burgdorferi
Spiralförmige und gebogene Bakterien	Campylobacter jejuni/coli
Gramnegative aerobe Stäbchen und Kokken	Pseudomonaden, Brucella, Bordetella
Gramnegative fakultativ anaerobe Stäbchen	Enterobakterien, Escherichia Salmonella, Shigella, Klebsiella, Proteus, Yersinia Vibrionen, Haemophilus
Gramnegative anaerobe Bakterien	Bacteroides, Fusobacterium
Gramnegative Kokken und kokkoide Stäbchen	Neisserien, Neisseria
Grampositive Kokken	Mikrokokken, Staphylococcos, Streptococcos, Enterococcos, Peptostreptococcen
Grampositive sporenbildende Stäbchen	Bacillus, Clostridium
Grampositive nicht sporenbildende Stäbchen	Listeria
Aktinomyzeten und verwandte Organismen	Corynebakterien, Aktinomyzeten, Mykobakterien
Obligat intrazelluläre Erreger	Rickettsien, Chlamydien
Pleomorphe Mikroorganismen ohne Zellwand	Mykoplasmen

der Literatur unter verschiedenen Namen bekannt. Heute wird die aktuell gültige Taxonomie durch internationale Gremien festgelegt und aktualisiert.

Die höhere Gliederung der Bakterien erfolgt wie bei Tieren und Pflanzen hierarchisch. Über der Gattung stehende systematische Kategorien sind: Unterfamilie, Familie, Unterordnung, Ordnung, Teil.

Klassische Merkmale der Bakterientaxonomie sind die *Bakterienform* (s. d.) und *-lagerung*. Ein weiteres wesentliches Kriterium ist das Färbeverhalten in der *Gramfärbung*.

Dabei unterscheidet man grampositive Bakterien, bei denen der Gramfarbstoff (meist Gentianaviolette) nach Beizung mit Jodjodkalium so fest in die Zellwand eingebaut ist, daß er sich durch eine differenzierende Behandlung mit (Aceton-)Alkohol nicht entfernen läßt, und gramnegative Bakterien, die nach dieser Behandlung entfärbt erscheinen und erst durch eine Gegenfärbung mit Karbolfuchsin angefärbt werden. Grampositive Keime sehen im mikroskopischen Bild blau-violett, gramnegative hellrot aus. Diesem Verhalten liegen grundsätzliche Unterschiede im biochemischen Aufbau der Zellwand zugrunde. Schließlich spielt das Wachstumsverhalten in Gegenwart bzw. unter Ausschluß von Sauerstoff (Aerobier, fakultative/obligate Anaerobier) eine wesentliche taxonomische Rolle.

Physiologische Flora

Physiologische Flora

Bakterien besiedeln die Haut und die Schleimhäute des Menschen. Insbesondere der Dickdarminhalt besteht faktisch aus reiner Bakterienmasse. Insgesamt trägt der Mensch mehr Bakterien mit sich, als er Körperzellen besitzt. Diese physiologische Flora ist aus einer Vielzahl von Bakterienarten zusammengesetzt, wobei diese Zusammensetzung in bestimmten quantitativen Grenzen relativ konstant ist und vom umgebenden Milieu, insbesondere der Ernährung, abhängig ist. Die physiologische Flora hat eine große Bedeutung für die Abwehr „fremder" Mikroorganismen und für die Entwicklung des Immunsystems. Eingriffe in die Zusammensetzung der physiologischen Flora (z. B. durch Desinfektionsmittel oder Antibiotika) können verheerende Folgen haben, indem sich potentiell pathogene Keime übermäßig vermehren und dadurch zu Infektionserregern werden können.

Toxinbildner

Toxinbildner/Endotoxin

- *Ektotoxine:* extrazelluläre biologische Giftstoffe, die von lebenden Bakterien abgegeben werden (z. B. Botulinus-, Tetanus-, Diphtherietoxin). Sie haben meist Eiweißcharakter und können hitzelabil oder hitzestabil sein. Das Botulinustoxin gehört zu den stärksten bekannten Giften überhaupt.

– *Endotoxine:* Bestandteile der Zellwand gramnegativer Bakterien, die nach dem Untergang der Bakterienzellen freigesetzt werden.

Bakteriämie

Unter *Bakteriämie* versteht man das Vorhandensein von Bakterien im strömenden Blut. Bereits unter physiologischen Bedingungen gelangen Bakterien in geringer Zahl aus dem Darm in die Blutbahn. Auch beim Zähneputzen, beim Stuhlgang oder durch andere Mikroläsionen an Schleimhäuten können Bakterien in Blutgefäße eindringen. Die Elimination erfolgt in der Leber durch Zellen des retikulohistiozytären Systems (RHS). Diese physiologische Bakteriämie kann bei besonderen Dispositionen (z. B. künstliche Herzklappen) zu Infektionen führen. Auch von abgegrenzten lokalen Infektionen ("Streuherd", „Herdinfektion") ausgehend kann es zur regelmäßigen Bakterienaussaat kommen. Bei einigen bakteriell bedingten Infektionskrankheiten gelangen die Erreger von der Eintrittspforte über die Blutbahn in das Organ oder Organsystem, in dem sie ihre pathogene Wirkung entfalten (z. B. Meningitis). Die schwerste mit einer Bakteriämie einhergehende Erkrankung ist die Sepsis mit regelmäßiger Bakterienstreuung, generalisierten Wirkungen und Zerfall der Bakterienzellen.

Bakteriurie

Unter *Bakteriurie* versteht man die Ausscheidung von Bakterien mit dem Harn. Da die oberen Harnwege einschließlich der Blase und die proximale Harnröhre normalerweise keimfrei sind, kann eine Beimengung von Bakterien zum Urin nur während des Durchtritts durch die (bakteriell besiedelte) vordere Harnröhre erfolgen. Das Auftreten von Bakterien im Blasenurin ist daher in jedem Falle pathologisch. In der praktischen Diagnostik dient meist sogenannter „Mittelstrahlurin", d. h. die mittlere Fraktion des ununterbrochenen Harnstrahls, als Untersuchungsmaterial. Trotz Einhaltung der Mittelstrahltechnik ist eine bakterielle Kontamination mit Keimen der vorderen Harnröhre nicht zu vermeiden. Wegen der nach einer minimalen Verweildauer von 4 Stunden in der Blase eintretenden Keimvermehrung gelten bestimmte Mindestkeimzahlen ($> 10^5$ MPt/l) im Morgenurin als signifikant für eine obere Harntraktinfektion.

Eine Bakteriurie kann asymptomatisch, d. h. ohne bestehende klinische Hinweise auf eine Harntraktinfektion, oder symptomatisch sein, wobei das Spektrum von der leichten Dysurie bis zur septischen Pyelonephritis reicht.

13. Chlamydien und Rickettsien

(H. D. Brede)

Chlamydien

Chlamydien

Das Wort *Chlamydien* kommt aus dem Griechischen (chlamüs = Kleid, Hülle) und bedeutet „umhüllte Organismen". Die Chlamydiaceae sind obligate intrazelluläre (deshalb „umhüllte") Parasiten, die DNS und RNS enthalten und deshalb den Bakterien näher stehen als den Viren. Sie besitzen eine den gramnegativen Bakterien ähnliche Zellwand, ein Enzymsystem und sprechen auf einige Antibiotika (z. B. Tetracyclin, Erythromycin, Rifampicin) an. Chlamydien wurden 1907 von HALBERSTAEDT und PROWAZEK aus konjunktivalen Abstrichen von Patienten mit Trachom entdeckt. Zunächst waren sie als Bedsonien oder Erreger der Psittakose-Lymphogranuloma-Trachom-Gruppe bekannt. Sie werden beim Menschen, bei vielen Säugetieren und vor allem bei Vögeln gefunden. In den letzten 20 Jahren hat sich das Wissen über Chlamydien beträchtlich erweitert. Sie gehören heute zu den häufigsten Erregern sexuell übertragener Krankheiten in Zentraleuropa. Sie verursachen genitale, okuläre und systemische Infektionen.

Der Vermehrungszyklus der Chlamydien beginnt mit infektiösen Elementarkörperchen, die DNS-reich sind, einen Durchmesser von 250 nm haben und durch Phagozytose in eine Zelle aufgenommen werden. Nach einigen Stunden bilden sich in der befallenen Zelle 400-1000 nm große, metabolisch aktive Netzwerke, die man Initialkörperchen nennt. Sie enthalten viel RNS und sind nicht infektiös. Sie teilen sich durch Querspaltung und bilden nach 36-48 Stunden neue Elementarkörperchen, die ausgeschleust werden und infektiös sind.

Die einzelnen Chlamydien werden bei den jeweiligen Organen abgehandelt. Tab. 25 gibt einen Überblick über die Unterschiede zwischen Bakterien, Chlamydien, Rickettsien und Viren.

Bevorzugte diagnostische Labormethoden sind heute Immunfluoreszenz- und Polymerase-Ketten-Reaktionen.

Rickettsien

Rickettsien

Rickettsien sind nach dem Amerikanischen Pathologen Howard Taylor RICKETTS (1871-1910) benannt, der nach einer Obduktionsverletzung in Mexiko an einem Fleckfieber starb.

Tab. 25: Vergleich von Bakterien mit kleineren Mikroorganismen

	Bakterien	Mykoplasmen	Rickettsien	Chlamydien	Viren
DNS und RNS (gleichzeitig)	+	+	+	+	+
Muraminsäure in der Zellwand	+	-	+	+	-
Querteilungen	+	+	+	+	-
Wächst auf unbelebten Medien	+	+	-	-	-
Beispiele der Mikroorganismen	Staphylokokken	Mykoplasma pneumoniae	Rickettsia prowazeki	Chlamydia psittaci	Herpes simplex
	Mykobakterien		Rickettsia burneti	Chlamydia trachomatis	Rhino-Virus
	Treponemen			Clamydia pneumoniae	
Beispiele von Krankheiten bei Menschen	Abszesse	Atypische Pneumonie	Fleckfieber	Psittakose	Fieberbläschen
	Tuberkulose		Q-Fieber	Trachom	Erkältung
	Syphilis			Pneumonie	

Vergleich Bakterien
– Mykoplasmen
– Rickettsien
– Chlamydien
– Viren

Rickettsien ähneln Bakterien, weil sie gleichzeitig RNS und DNS enthalten. Sie besitzen Muraminsäure in ihrer äußeren Umhüllung und vermehren sich durch Querteilung. Im Gegensatz zu den Chlamydien bilden sie keine Einschluß- und keine Initialkörperchen. Rickettsien sprechen auf eine Reihe von Antibiotika an. Typisch für Rickettsien ist die Übertragung durch Arthropoden (Läuse, Flöhe, Zecken). Als Ausnahme wird Q-Fieber auch durch Aerosole oder durch Trinken infizierter Milch übertragen.

Rickettsiosen

Typisch für Rickettsiosen sind Schwellungen der Endothelzellen in den kleinen Blutgefäßen mit einer anschließenden Vasculitis, die den typischen „Fleckfiebern“ zugrunde liegt. In den meisten Geweben einschließlich des Myokards entwickeln sich kleine Mikroinfarkte, die sich z. B. durch Druck auf die Haut nicht „wegdrücken“ lassen, also nicht farblos werden.

An Labormethoden haben Immunfluoreszenztests die früher so wichtige „Weil-Felix-Reaktion“ und die Komplementbindungsreaktionen weitgehend ersetzt. Polymerase-Ketten-Reaktionen werden entwickelt.

Rickettsiosen treten unter geordneten Umständen sporadisch auf. In Notzeiten können sie auch in sogenannten „entwickelten Gebieten“ Pandemien verursachen. Sie werden zu selten nach Reisen in Entwicklungsgebiete diagnostiziert. Rickettsiosen kommen schon im Mittelmeergebiet häufiger vor und dürften zu den weitest verbreiteten Krankheiten in Afrika und Asien gehören.

Die einzelnen Rickettsiosen werden bei den jeweiligen Organmanifestationen abgehandelt.

14. Mykoplasmen

(H. D. Brede)

Mykoplasmen

Mykoplasma kommt von griechisch mykes (Pilz) und plasma (das Geformte). Dieses Wortgebilde soll den Eindruck der Formveränderung, des „Fließverhaltens", das man oft bei den zellwandlosen Mykoplasmen findet, wiedergeben. Ursprünglich wurden Mykoplasmen „pleurapneumonieähnliche Keime" (PPLO) genannt. Sie sind die kleinsten freilebenden Mikroorganismen und besitzen keine Zellwand. Dadurch sind sie gegen Penicilline und andere Antibiotika, die auf die Zellwand einwirken, resistent. Die Mykoplasmen werden von einer Zellmembran umgeben, die das Zytoplasma, DNS, RNS und andere metabolische Komponenten umfaßt. Mykoplasmen sind nicht mit den L-Varianten (Bakterien, die ihre Zellwand verloren haben) verwandt.

Taxonomisch werden die Mykoplasmen in 3 Familien unterteilt:

Mycoplasmataceae

Mycoplasmataceae (benötigen Sterol zum Wachstum),

Achole-plasmataceae

Acholeplasmataceae
(benötigen kein Sterol),

Spiroplasmataceae

Spiroplasmataceae (benötigen Sterol und weisen eine helikale Struktur auf).

Aus dem Menschen werden vor allem Vertreter der *Mycoplasmataceae* isoliert. Diese Familie besteht aus dem Genus *Mykoplasma,* das Harnstoff nicht hydrolysiert, und dem Genus *Ureaplasma,* das Harnstoff hydrolysiert. Ursprünglich wurde Ureaplasma T-Mykoplasma genannt, weil sich auf Argarnährböden winzige (tiny = T) Kolonien bildeten.

Mykoplasmen können Pneumonie, Arthritis, Keratokonjunktivitis, Mastitis beim Vieh und Geflügelkrankheiten verursachen. Ein besonderes Ärgernis sind Mykoplasmen für jedes Labor, weil sie zu sehr lästigen Kontaminationen von Zellkulturen führen können.

Die einzelnen Mykoplasmen werden bei den jeweiligen Erkrankungen abgehandelt.

15. Parasitäre Infektionen

(H. D. Brede)

Parasitäre Infektionen

In Entwicklungsländern und in den Tropen sind parasitäre Infektionen sehr häufig, weil dort die Bedingungen für einen vollständigen Lebenszyklus der Parasiten günstig sind. Infolge des starken Tourismus werden parasitäre Infektionen immer wieder in gemäßigte Zonen eingeschleppt. Parasiten werden oral-fäkal oder über einen anderen Wirt (Stechfliegen, Mücken, Schnekken) übertragen. Für Erkrankungen des Menschen sind die folgenden Parasiten wichtig:

Protozoen

1. Protozoen

Dies sind Einzeller, deren Zytoplasma von einer aktiven Membran umgeben ist. Es enthält endoplasmatisches Retikulum, Lysosomen und Mitochondrien. Protozoen nehmen oft Partikel über Phagosomen auf. Die Reproduktion verläuft sexuell oder asexuell. Der Lebenszyklus ist sehr komplex.

Arthropoden

2. Arthropoden

Einige Gliederfüßler (Zecken, Flöhe, Läuse, Milben) haben sich an das parasitäre Leben bei Mensch und Tier angepasst. Einige bewirken eine Erkrankung (z. B. Krätze) allein durch ihre Anwesenheit auf der Haut, andere sind wichtige Träger (Vektoren) für Infektionen.

Nematoden

3. Nematoden

Dies sind segmentierte, bewegliche, runde Würmer. Sie können Erkrankungen durch eine Vielzahl von Mechanismen auslösen. Ihre Antigene können eine Sensibilisierung hervorrufen, zu einer Entzündung führen oder toxisch wirken. Einige (z. B. Spulwürmer) können den Gallengang blockieren, andere (Filarien) können Blutgefäße blockieren oder lymphatische Gefäße verstopfen.

Zestoden

4. Zestoden

Hierbei handelt es sich um Bandwürmer mit einem abgeplatteten Körper, der sich aus einzelnen Proglottiden und dem Kopfabschnitt (Skolex) zusammensetzt. Diese Würmer haben keinen Intestinaltrakt. Speise, die vom Wirt verdaut wird, wird über die Membranen der Bandwürmer transportiert. Die Proglottiden enthalten männliche und weibliche Organe; die Spermien werden zwischen den Proglottiden ausgetauscht.

Trematoden

5. Trematoden

Diese Saugwürmer befinden sich in Blut, Darm und Gewebe. Sie besitzen einen enzymreichen, blind endenden Darm, über den Nährstoffe aufgenommen werden. Die bedeutendsten Vertreter sind Schistosomen oder Bilharzien.

16. Virusinfektionen

(H. D. Brede)

Das Wort *„Virus“* kommt aus dem Lateinischen und bedeutet Gift. Dieses unregelmäßige Wort ist ein Plurale tantum, hat also im Lateinischen keinen Plural. Da es ein Neutrum ist, heißt es: *„das Virus“* und nicht „der Virus“. Im Deutschen hat sich der Plural *„Viren“* eingebürgert.

Virus-Merkmale

Sieben Merkmale charakterisieren ein Virus:

1. Viren sind filtrierbare Partikel mit einer Größe bis zu 300 nm.
2. Der Aufbau der Viren ist sehr einfach. Ein Virus besteht aus Nukleinsäure (DNS oder RNS), Kapsid und gelegentlich aus einer Hülle. Ein vollständig aufgebautes Virus gilt als elementare Funktionseinheit des infektiösen Virus und wird als *„Virion“* bezeichnet. Unvollständige Partikel kommen als Vorstufen des ausgereiften Virus oder als Überschußmaterial bei der Virussynthese vor. Sie sind nicht infektiös.
3. Viren enthalten entweder DNS oder RNS, aber nie beide gleichzeitig. Ein Wechsel von DNS zu RNS kommt vor allem bei Retroviren (AIDS) vor.
4. Viren sind obligate Zellparasiten, außerhalb einer lebenden Zelle können sie sich nicht vermehren. Sie können als Vertreter des „geliehenen Lebens“ angesehen werden.
5. Die Vermehrung der Viren erfolgt ausschließlich durch anabolische Leistungen der Wirtszelle. Dabei gibt ein in eine Zelle eingedrungenes Virus nur Syntheseprogramme. Bei der Virusvermehrung innerhalb einer Zelle werden in einer ersten Phase alle benötigten Virusbausteine vorgefertigt. Danach folgt in einer zweiten Phase der Zusammenbau.
6. Da die Virussynthese vom Biochemismus der Zelle abhängig ist, müssen klinisch anwendbare Chemotherapeutika selektiv die virusspezifischen Prozesse blockieren, ohne die Zelle zu schädigen.
7. Bei einigen Viren enthält das Virion noch Enzyme (z. B. Neuraminidase, Polymerase, Reverse Transkriptase), die die Zelle nicht enthält. Hier ergibt sich ein Ansatzpunkt für Chemotherapeutika.

Virussystematik

Die heute geltende Virussystematik benutzt folgende Einteilungskriterien:

- Typ der Nukleinsäure. Man unterscheidet zwischen DNS- und RNS-Viren
- Symmetrie des Nukleinsäure-Kapsid-Komplexes (stäbchenförmige, kugelförmige, ikosahedrale Viren)
- Vorhandensein oder Fehlen einer Hülle
- Serologische Eigenschaften des Kapsids und der Hülle
- Vorhandensein von Enzymen

Für die beiden großen Gruppen der DNS- und der RNS-Viren kann man bei Beachtung der oben geschilderten Kriterien die folgenden charakteristischen Strukturprototypen unterscheiden:

DNS-Viren

DNS-Viren:

Die meisten DNS-Viren enthalten doppelsträngige Nukleinsäure.

– Bakteriophagen

1. *Bakteriophagen:* einige Bakteriophagen gehören zu den RNS-Viren.

– Hepadnaviridae

2. *Hepadnaviridae:* Hepatitis B Virus und Verwandte, sphärisch, 42nm im Durchmesser, Hülle mit Lipiden, Glykoproteinen und virus-spezifischem Oberflächenantigen (HBsAg). Das Innere des Virions enthält zwei weitere Antigene: HBcAg und HBeAg. Hepadnaviren vermehren sich im Kern von Hepatozyten; dadurch entsteht Hepatitis, die zu einer Zirrhose und zu primärem Hepatokarzinom führen kann.

– Papovaviridae

3. *Papovaviridae:* kleine, nicht umhüllte, ikosahedrale Viren, die sich im Zellkern vermehren und infizierte Zellen transformieren. Das Ergebnis sind Warzen und gelegentlich Tumoren.

– Adenoviridae

4. *Adenoviridae:* diese „Drüsen-Viren“ besitzen keine Hülle. Sie sind ikosahedral. Ihr Genom besteht aus einer gestreckten doppelsträngigen DNS. Sie vermehren sich im Zellkern. Diese Virusfamilie verursacht vor allem Infektionen der Atemorgane, der Augen und des Genitaltraktes.

– Herpesviridae

5. *Herpesviridae:* besitzen große ikosahedrale Nukleokapside. Ihr Genom ist eine gestreckte, doppelsträngige DNS, die sich in Zellkernen vermehrt. Diese Virusfamilie spielt mit hoher Wahrscheinlichkeit eine Rolle bei der Krebsätiologie. Die Viren besitzen eine Hülle und bleiben lange in latenter Form im Körper. Es besteht eine starke Rezidivneigung. Hauptvertreter dieser Virusfamilie sind: *Alphaherpesvirinae* (Herpes simplex -1 und -2, Varicella-zoster), *Betaherpesvirinae* (Cytomegalovirus) und *Gammaherpesvirinae* (Epstein-Barr-Virus).

6. *Poxviridae*: Dies sind die größten und kompliziertest aufgebauten Viren der Wirbeltiere. Im Gegensatz zu den anderen DNS-Viren vermehren sie sich im Cytoplasma. Sie sind backsteinförmig und enthalten eine langgestreckte doppelsträngige DNS und eine Transkriptase, die die Nukleinsäure in mRNS (Boten-RNS) umschreiben kann. Zu dieser Virusfamilie gehören die Erreger der echten Pocken, der Kuhpocken, von Orf und „Melkers Knoten". Alle befallen die Haut.

– Poxviridae

7. *Parvoviridae*: Diese kleinen Viren (parvus= klein) besitzen ein Genom aus Einzelstrang-DNS. Sie befallen Nagetiere, Haustiere und Menschen. 5 Parvoviren wurden als sogenannte „Dependoviren" abgegrenzt. Sie benötigen die Hilfe von Adeno- oder von Herpes-Viren. Ihre pathogene Rolle ist noch nicht aufgeklärt. Zu den Parvoviridae gehört das Parvovirus B 19, der Erreger des Erythema infectiosum.

– Parvoviridae

RNS-Viren:

RNS-Viren

In der Mehrzahl der RNS-Viren liegt die RNS als Einzelstrang vor. Nur REO- und Rota-Viren besitzen doppelsträngige RNS.

1. *Picornaviridae*: sind kleine, nicht umhüllte, ikosahedrale Viren, die ein einziges Molekül positiv geladener Einzelstrang-RNS enthalten. Sie vermehren sich im Zytoplasma. Zu dieser sehr wichtigen Virusgruppe gehören die Enteroviren (Polio-, Echo-, Coxsackie-) und die Rhinoviren mit über 100 Serotypen, die Erkältungen verursachen und kaum Kreuzimmunität hervorrufen.

– Picornaviridae

2. *Caliciviridae*: wichtige Erreger von Gastroenteritiden, z. B. von Norwalk-Diarrhoe; sie unterscheiden sich in ihrer Struktur erheblich.

– Caliciviridae

3. *Togaviridae*: haben eine Hülle (toga = Mantel), enthalten positiv geladene Einzelstrang-RNS, vermehren sich im Zytoplasma und „knospen" von der Plasma-Membran der befallenen Zelle. Es gibt 2 Genera: *Alphavirus* und *Rubivirus.* Das genus Alphavirus enthält viele durch Arthropoden übertragene Viren (eastern, western, Venezuelan-Encephalitis-Viren, Chikungunya-Virus). Ein typisches Rubivirus ist das Rubella-Virus, der Erreger der Röteln. Es wird allerdings nicht durch Arthropoden übertragen.

– Togaviridae

4. *Flaviviridae*: ähneln den Togaviren, vermehren sich aber anders. Bedeutende Vertreter dieser Familie sind: Gelbfieber, Dengue, St. Louis-, Japanese-, Murray Valley- und Russische durch Zecken übertragene- Encephalitis.

– Flaviviridae

5. *Orthomyxoviridae*: besitzen ein röhrenförmiges Kapsid, das umhüllt ist und sich im Zytoplasma vermehrt. Das Genom besteht aus 7 oder 8 negativ geladenen Einzelstrang-

– Orthomyxoviridae

RNS-Stücken, die mit einer viralen Transkriptase in Verbindung stehen. Die Hülle ist mit Stacheln (spikes) versehen, die entweder aus Hämagglutinin oder Neuraminidase bestehen; wichtige Vertreter sind Influenza-Viren. Rekombination von Nukleinsäure führt bei dieser Gruppe zu Antigen-Drift und -Shift.

– Paramyxoviridae

6. *Paramyxoviridae*: ähneln den Myxoviridae, unterscheiden sich aber im Genom, das aus nur einem einzelsträngigen RNS-Molekül in Verbindung mit einer Transkriptase besteht. Vertreter der Paramyxoviren sind: Masern (morbilli), die Erreger von Pseudokrupp (Parainfluenza) und das RSV (respiratory syncytial virus).

– Coronaviridae

7. *Coronaviridae*: haben ihren Namen von weit auseinanderstehenden „kronenartigen" Zacken in ihrer Hülle. Sie enthalten ein Molekül einzelsträngige RNS; sind Ursache von Erkältungskrankheiten.

– Arenaviridae

8. *Arenaviridae*: enthalten Ribosomen ohne Matrixprotein im Virion. Dadurch entsteht der Eindruck von Sandkörnchen (Arena). Das Genom besteht aus 2 kreisförmigen Stücken RNS, die mit Transkriptase verbunden sind. Alle Arenaviridae verursachen unauffällige Krankheiten bei Nagetieren; beim Menschen sind sie die Ursache von hämorrhagischen Fiebern (Lassa-, Machupo-, Junin- Fieber). Mit dieser Virusgruppe darf nur in Hochsicherheits-Laboratorien gearbeitet werden.

– Bunyaviridae

9. *Bunyaviridae*: sind nach dem Ort Bunyamwera in Zentral-Afrika benannt. Sie stellen die größte Gruppe von Arboviren (durch Arthropoden übertragene Viren). Das Genom besteht aus 3 Stücken Einzelstrang-RNS. Viele Bunyaviridae werden bei Moskiten transovarial übertragen. Wichtige Vertreter der Familie sind das Rift Valley Fieber, das Krim-Kongo-Fieber und das Hantaan Virus, das hämorrhagisches Fieber mit Nierenbeteiligung verursacht. Wie bei den Influenzaviren kommen auch bei den Bunyaviridae Antigen-Shift und -Drift vor.

– Retroviridae

10. *Retroviridae*: diese große Virusgruppe ist durch ihr Enzym Reverse Transkriptase gekennzeichnet. Einmalig unter den Viren ist, daß das Genom diploid ist und aus einem umgekehrten Dimer von positiv geladener Einzelstrang-RNS besteht. Die DNS-Kopie des Genoms wird in die Zell-DNS inkorporiert, bevor eine Vermehrung beginnt (endogene Retroviren). Die Familie Retroviridae besteht aus 3 Unterfamilien, von denen nur 2 für den Menschen wichtig sind: *Oncovirinae* (onkos = Tumor) und *Lentivirinae* (AIDS).

– Rhabdoviridae

11. *Rhabdoviridae*: Dies sind große projektilförmige Viren mit Umhüllung und Stacheln. Der typische Vertreter dieser Gruppe ist für Mensch und Tier das Tollwutvirus.

12. *Filoviridae*: ähneln in vielem den Rhabdoviren, sind aber fadenförmig sehr lang (bis zu 970 nm). Die wichtigsten Vertreter verursachen hämorrhagische Fieber: Ebola- und Marburg-Virus.

– Filoviridae

13. *Reoviridae*: sind als Akronym aus „Respiratory Enteric Orphan Virus" benannt. Sie werden im „respiratorischen" und im „enterischen" Bereich angetroffen. Wichtige Vertreter sind die Rotaviren, die vor allem bei Kleinkindern Diarrhoeen verursachen und die „Colorado tick fever „Viren.

– Reoviridae

Verlauf einer Virusinfektion

Verlauf einer Virusinfektion

Die Pathogenität eines Virus ist an folgende Voraussetzungen gebunden: Das Virus muß von Zellen absorbiert und einverleibt werden. Nonresponder haben oft keine Rezeptoren für bestimmte Viren und sind deshalb oft auch nicht fassbar für eine Infektion durch diese Viren.

Es gibt sechs Möglichkeiten des Verlaufs einer Virusinfektion:

akute Infektion

1. Eine *akute Infektion:* Es bestehen ausgeprägte Symptome für eine zeitlich begrenzte Erkrankung. Das Virus vermehrt sich und wird ausgeschieden. Die Infektion kann auf die Eintrittspforte beschränkt bleiben (z. B. banaler Schnupfen) oder sich über den gesamten Organismus ausbreiten (Masern, Poliomyelitis). Der Patient wird immun.

stumme Infektion

2. Eine *klinisch stumme (inapparente) Infektion:* Es besteht eine symptomfreie Erkrankung. Das Virus vermehrt sich und wird ausgeschieden. Der Patient wird unbemerkt immun (stille Feiung).

latente, okkulte Infektion

3. Die *latente, okkulte Infektion:* Dies ist eine stumme Infektion ohne Ende. Es kommt zur Virusvermehrung und Ausscheidung, aber nicht zu einer Eliminierung des Virus. Es stellt sich ein langdauerndes Gleichgewicht zwischen Virus und Wirt ein (Adeno-Virus-Infektionen, Herpes-Virus-infektionen, Varizella-Zoster-Infektionen).

Immuntoleranz

4. Bildung einer *Immuntoleranz:* Das Virus vermehrt sich lebenslang im Organismus, ohne daß eine Erkrankung auftritt (z. B. Lymphozytäre Choriomeningitis bei der Maus).

„Slow Virus Disease"

5. Entwicklung einer *„Slow Virus Disease":* Ein chronischer Krankheitsprozeß setzt erst Jahre nach der Infektion ein (Kuru, Scrapie).

Onkogene Situation

6. Entwicklung einer *onkogenen Situation:* Die virusinfizierte Zelle wird transformiert und vermehrt sich autonom weiter. Das Virus war das Transportvehikel eines Wachstumsfaktors (Onkogen).

Medizinische Mykologie

17. Grundbegriffe der Medizinischen Mykologie

(Chr. Wagner)

Pathogene Pilze

Allgemeines

Aus der Vielfalt der Pilzarten (ca. 100.000) sind nur etwa 100 für den Menschen pathogen. Pilze sind chlorophyllose niedere pflanzliche Organismen mit echtem Zellkern und Zellwand. Sie sind meist fadenförmig verzweigt und vermehren sich ungeschlechtlich und/oder geschlechtlich durch Sporen (Abb. 20).

In den letzten Jahren ist auch in Mitteleuropa eine Zunahme der durch Pilzbefall hervorgerufenen Erkrankungen (Mykosen) und damit ein wachsendes Interesse an dieser Problematik zu verzeichnen. Die Ursachen für das Ansteigen der Erkrankungszahlen liegen in verschiedenen exogenen und endogenen Faktoren begründet (Tab. 26).

Unter *endogen* bedingten Mykosen werden solche verstanden, die nach vorangegangener Besiedelung von Prädilektionsstellen (z. B. Mundhöhle, Darm) unter bestimmten disponierenden Bedingungen entstehen. Dagegen sind unter exogen bedingten Formen die Dermatomykosen durch Dermatophyten und typische klassische Systemmykosen, wie z. B. die Blastomykose, zu verstehen.

Mykose: Prädisponierende Faktoren

Tab. 26: Prädisponierende Faktoren für eine Mykose

Erkrankungen – angeborene und erworbene (insbesondere zelluläre) Immundefekte, AIDS – hämatologische Erkrankungen (Leukosen, andere Hämoblastosen) – maligne Tumoren – Stoffwechselerkrankungen (v. a. Diabetes mellitus) – schwere konsumierende Krankheitszustände (Schock, Verbrennungen) – Infektionen – Drogenabusus, Alkoholismus
Iatrogene Maßnahmen – langdauernde Therapie mit Antibiotika, Zytostatika, Corticosteroiden, Immunsuppressiva, – Strahlentherapie – langdauernde invasive Maßnahmen (zentralnervöse Katheter, Blasenkatheter, Sonden u. a.) – Intensivtherapie (Dauerbeatmung, parenterale Ernährung u. a.) – chronische Hämodialyse – große chirurgische Eingriffe (Organtransplantationen, Herzoperationen u. a.)
Konstitutionelle Faktoren – Gravidität – Früh- und Neugeborenen-Periode – hohes Lebensalter – Unterernährung

Abb. 20: Übersicht über wichtige Formelemente bei Pilzen

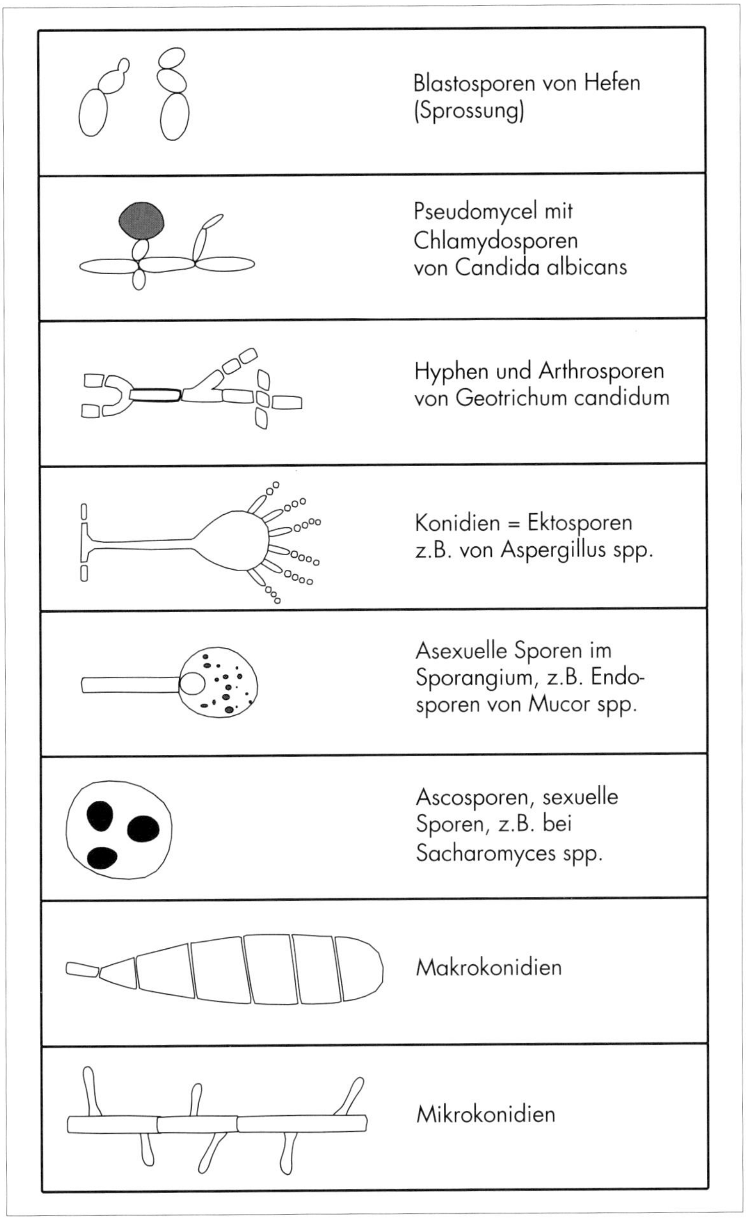

Pilze: Formelemente

Ektomykosen Endomykosen

Nach der Lokalisation können *Ektomykosen* und *Endomykosen* unterschieden werden. Zu den Ektomykosen zählen die Dermatomykosen, Otomykosen und Mykosen der Kornea. Schleimhaut-, Organ- und Systemmykosen gehören zu den Endomykosen.

Die verschiedenen Mykosen werden in der Literatur nach unterschiedlichsten Gesichtspunkten eingeteilt und durch verschiedene Synonyma benannt. Eine Vereinheitlichung im internationalen Schrifttum ist noch nicht durchgesetzt. Für klinisch-praktische Belange ist jedoch eine verständliche und eindeutige Terminologie notwendig. Diese kann ätiologisch begründet sein, d. h., die Krankheitsbezeichnung leitet sich vom Erreger ab. Nach diesen Kriterien ist die Nomenklatur der **ISHAM** (International Society for Human and Animal Mycology) 1980 erstellt worden. Die Problematik der eindeutigen Bezeichnung von Krankheiten durch Pilze hängt jedoch auch damit zusammen, daß teilweise der Erreger (noch) nicht bekannt ist. So müssen im täglichen Gebrauch Kompromisse gefunden werden, die den oben genannten Kriterien möglichst nahe kommen.

Im mitteleuropäischen Raum sind Mykosen durch Candida und Dermatophyten, bei Immunsupprimierten auch durch Aspergillen, am häufigsten. Mit diesen Erkrankungen werden Allgemeinärzte und Pädiater ebenso wie Ärzte anderer Fachrichtungen, insbesondere aber Dermatologen konfrontiert. In Anbetracht der vielschichtigen Symptomatik ist es vor allem notwendig, bei der Diagnosefindung auch an Mykosen zu denken und mit verschiedenen diagnostischen Methoden nach ihnen zu suchen.

Pilzbedingte Erkrankungen (Systematik)

Systematik der Pilze und pilzbedingten Erkrankungen

DHS-Einteilung der Pilze

Für die Klassifikation der Pilze sind mehrere Möglichkeiten bekannt, so nach botanisch-morphologischen Gesichtspunkten oder nach der Art der Fortpflanzung. Für medizinisch-praktische Belange ist jedoch eine gebräuchliche Einteilung die D-(Dermatophyten-) H-(Hefen-) S-(Schimmelpilz-)-Systematik, wobei die Erreger außereuropäischer Mykosen getrennt dargestellt werden (Abb. 21).

Abb. 21: DHS-Einteilung der Pilze

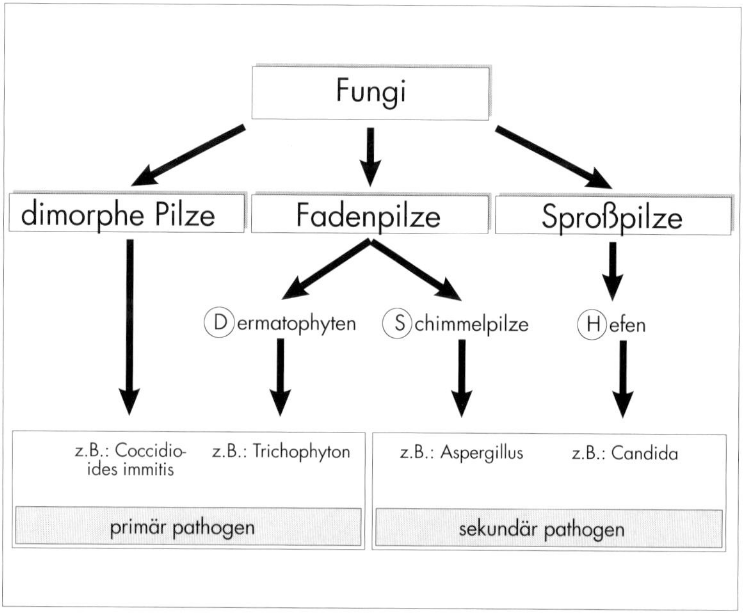

Eine Sonderstellung nehmen die *dimorphen Pilze* ein. Diese kommen in einer Hefe- und einer Myzelphase vor und sind für den Menschen bei entsprechender Exposition primär pathogen. Der Dimorphismus ist von der Temperatur und von den Nährstoffen (z. B. im Gewebe) abhängig. In Mitteleuropa kommen diese Erreger seltener vor. Sie können jedoch bei Erkrankungen von Reisenden oder nach Exposition mit kontaminierten Materialien aus tropischen Ländern (z. B. Holz) von Bedeutung sein. Zu diesen Erregern gehören *Sporothrix schenkii, Histoplasma capsulatum, Blastomyces dermatitidis, Paracoccidioides brasiliensis* und *Coccidioides immitis*.

dimorphe Pilze (allgemein)

Des weiteren sind für die Medizinische Mykologie noch Vertreter der *Dematiaceae (Schwärzepilze)* bedeutungsvoll, die z. B. die in den Tropen und Subtropen auftretende *Chromomykose* hervorrufen. Die Erreger (z. B. Cladosporium) gelangen durch Verletzungen in die Haut und führen zu chronischen Infektionen.

Dematiaceae (allgemein)
Chromomykose

Krankheiten, die durch Pilze hervorgerufen werden (Mykopathien)

Mykose:	durch Pilzbefall hervorgerufene Krankheiten (nicht: die alleinige Kolonisation ohne klinische Symptomatik)	**Mykose**
Myzetismus:	Pilzvergiftung durch Makromyzeten (z. B. Knollenblätterpilz)	**Myzetismus**
Mykotoxikose:	Intoxikation durch Mykotoxine (z. B. durch Aflatoxine)	**Mykotoxikose**
Mykoallergose:	Allergie durch Pilzallergene (z. B. Rhinitis allergica, Mykid)	**Mykoallergose**
Mykotisation:	Besiedelung örtlich begrenzter Gewebsanomalien mit opportunistischen Pilzen (z. B. Lungenkavernen mit Aspergillus)	**Mykotisation**

Epidemiologie der Mykosen

Epidemiologie

Erregerreservoir und *Infektionsquellen* sind bei den einzelnen Pilzgruppen unterschiedlich. So sind Hefen und Schimmelpilze weltweit ubiquitär verbreitet, während bestimmte Dermatophyten und dimorphe Pilze nur regional auftreten.

Mykosen sind meist *Einzelerkrankungen*, nur selten treten Gruppenerkrankungen auf. Die Infektionen gehen häufig vom Menschen oder von Tieren aus. Die Übertragung erfolgt durch Kontakt bzw. Schmierinfektion, aber auch über Vehikel (z. B. medizinische Geräte) und Vektoren (z. B. Milben). Mikrotraumen und Wunden erleichtern das Angehen exogener Infektionen, während endogene Infektionen in erster Linie vom Immunstatus des Makroorganismus abhängig sind.

Diagnostik

- kulturelle

- histologische

Therapie

Antimykotika gegen Dermatophyten (Auswahl)

Diagnostik

Die Pilzdiagnostik ist in hohem Maße von einer qualifizierten Zusammenarbeit zwischen Klinikern und Mykologen abhängig. Für die morphologische Differenzierung von Pilzformen in Geweben ist zudem noch der Pathologe unentbehrlich.

Für die *mykologisch-kulturelle Diagnostik* sind Materialien wie Abstriche, Hautgeschabsel, Nagelbestandteile, Haare, aber auch Urin und Blut von Bedeutung. Bei der Entnahme sind bestimmte Bedingungen zu beachten, die bei der jeweiligen Pilzgruppe im einzelnen beschrieben sind.

In der *histologischen Diagnostik* haben sich Spezial-Färbungen besonders bewährt.

Zum Nachweis der immunologischen Auseinandersetzung des Makroorganismus mit den Pilzen sind verschiedene serologische Methoden zum Antikörpernachweis gebräuchlich, welche jedoch je nach Pilzart kritisch zu bewerten sind.

Therapie

Für die Durchführung einer Therapie ist es notwendig zu wissen, ob Dermatophyten, fakultativ pathogene Hefen, fakultativ pathogene Schimmelpilze oder dimorphe Pilze Ursache der Infektion sind.

Infektionen durch *Dermatophyten* werden bei leichterer Ausprägung zunächst nur lokal behandelt. Eine systemische Therapie ist bei Kopfhaut- und Haarinfektionen sowie bei schwerer Ausprägung anderer Infektionen und chronischem Verlauf indiziert. Eine Auswahl der gebräuchlichsten Antimykotika ist in Tabelle 27 dargestellt, detaillierte Angaben zur Therapie finden sich bei der Beschreibung der einzelnen Krankheiten.

Die Therapie sollte über einen längeren Zeitraum, ca. 3-4 Wochen, auch nach Abklingen der lokalen Erscheinungen durchgeführt werden.

Infektionen durch *Hefepilze* werden je nach Ausprägung lokal oder systemisch therapiert. Vor allem bei Risikopatienten kann auch eine prophylaktische Keimzahlreduzierung durch die orale Gabe von Nystatin, das im Darm nicht resorbiert wird, angezeigt sein.

Bei Infektionen der Haut durch Hefen, bei Schleimhaut-, Organ- oder systemischen Infektionen werden Medikamente der in Tabelle 28 dargestellten Substanzgruppen angewandt.

Tab. 27: Antimykotika zur Therapie von Dermatophyten (Auswahl)

Lokale Therapie Wirkstoff	**systemische Therapie** Wirkstoff
Tolnaftat	Griseofulvin
Clotrimazol	Ketoconazol
Miconazol	Fluconazol
Naftifin	

Tab. 28: Substanzklassen und Präparate von Antimykotika bei Candidose (Auswahl)

Substanzklasse/Substanz	
1.	Polyene Nystatin Amphotericin B
2.	Pyrimidine Flucytosin
3.	Imidazole Ketokonazol Miconazol Fluconazol

Candidose-Antimykotika (Auswahl)

Diese Substanzen können sowohl lokal als auch systemisch eingesetzt werden.

Der Nachweis von *Schimmelpilzen* ist in der Regel ätiologisch nicht bedeutsam. Erst bei wiederholtem Nachweis aus dem gleichen Patientenmaterial (z. B. Sputum), Wachstum auch bei 37°C und entsprechender Prädisposition des Patienten kann eine Therapie angezeigt sein. Wichtigster Erreger solcher Infektionen ist Aspergillus fumigatus. Eine effiziente Therapie ist mit der Kombination Amphotericin B und Flucytosin bei längerer Therapiedauer möglich.

Die Therapie der Mykosen durch *dimorphe Pilze* ist problematisch und vielschichtig. Auf sie wird bei der Beschreibung der einzelnen Krankheiten näher eingegangen.

Dermatophyten

Dermatophyten

Dermatophyten sind Pilze der Gattungen Trichophyton, Mikrosporum und Epidermophyton, die Haut, Haare und Nägel befallen und dabei spezifisch Keratin abbauen. Sie gehören zu den Fadenpilzen (Hyphomyzeten). Eine Differenzierung der verschiedenen Arten erfolgt anhand des Aussehens der Makro- und Mikrokonidien in Kultur, Form und Farbe der Kolonien und entsprechend dem Ausfall bestimmter biochemischer Reaktionen. *Dermatomykosen* können jedoch auch durch Hefen und andere Pilze (Tab. 29) hervorgerufen werden. Durch den zunehmenden Tourismus breiter Bevölkerungsschichten in tropische und subtropische Länder muß differentialdiagnostisch bei entsprechender Anamnese auch an außergewöhnliche Mykosen gedacht werden. In Tabelle 29 sind die in Mitteleuropa dominierenden Erreger von Dermatomykosen und die Erreger der in den Tropen und Subtropen vorkommenden Krankheiten dargestellt, die sich an der Haut manifestieren können.

Dermatomykosen

Erregerreservoir der Dermatophyten sind die belebte (Tiere/Mensch) und in geringerem Maße die unbelebte Natur (z. B. Erde/Holz). Infektionsbegünstigend sind Verletzungen der Epidermis (incl. Mikrotraumen), aber auch feuchtes Milieu, Wärmestau, luftdichte Kleidung und Immunsuppression. Dermatophy-

Erreger einheimischer und tropischer Mykosen

Tab. 29: **Erreger einheimischer Dermatomykosen und tropischer/ subtropischer Dermatomykosen** (Auswahl)

Erreger einheimischer Mykosen	Erreger tropischer Mykosen
Trichophyton rubrum/mentagrophytes Epidermophyton floccosum Microsporum canis Candida albicans Cryptococcus neoformans Pityriasis versicolor Scopulariopsis brevicaulis	Histoplasma capsulatum Coccidioides immitis Paracoccidioides brasiliensis Blastomyces dermatitidis Sporothrix schenckii Cladosporium

ten gehören nicht zur normalen Flora der Körperoberfläche des Menschen.

- Anthropophile Dermatophyten (z. B. Trichophyton rubrum) werden direkt von Mensch zu Mensch oder über indirekten Kontakt (z. B. in Schwimmbädern) übertragen.
- Zoophile Dermatophyten (z. B. Trichophyton verrucosum) werden direkt oder indirekt vom Tier auf den Menschen übertragen, wobei infizierte Tiere ohne klinische Symptomatik ein besonderes Problem darstellen.
- Geophile Dermatophyten (z. B. Microsporum gypseum) sind vor allem bei berufsbedingten Expositionen im Hand- und Armbereich eine Ursache von Mykosen.

Klinik

Klinisch stellen sich Dermatomykosen meist als oberflächliche Entzündungen der Haut mit Rötung und Schuppenbildung, zum Teil nässend und mit Juckreiz verbunden, dar. Als Beispiel dient die Abbildung 22: Tinea manuum. Typisch sind Rundherde bei Befall der Haut und des Kopfes bzw. Befall der Nägel mit Entzündungen und Deformierungen.

Diagnostik

Zur *Diagnostik* werden Hautschüppchen, Haare oder Nagelmaterial im Bereich des Übergangs zu gesunden Bezirken entnommen und mikroskopisch beurteilt. Dazu wird eine kleine Menge des Materials in 10%ige Natron- oder Kalilauge gegeben. Nöti-

Tinea manuum

Abb. 22: Tinea manuum

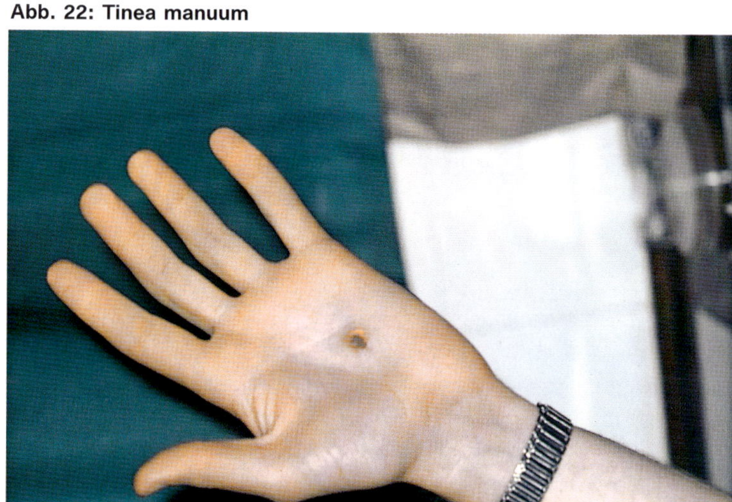

genfalls müssen gröbere Stückchen vorher zerkleinert werden. Je nach Art des Materials ist die Aufweichung und Aufhellung nach einigen Minuten bis Stunden so weit fortgeschritten, daß man die Pilzstrukturen gut erkennen kann (Abb. 23).

Die mykologische Kultur dient zur Differenzierung der Pilzarten. Eine Resistenzbestimmung ist meist nicht notwendig.

Therapie von Mykosen

Therapeutisch stehen die lokale Entfernung zerstörten Gewebes und eine lokal wirksame Antimykotika-Therapie im Vordergrund. Ergänzend ist eine systemische Therapie je nach Erreger möglich. Wirksame Desinfektionsmaßnahmen der Schuhe und Kleidungsstücke müssen angeschlossen werden.

Hefen

Hefen

Zu den Hefen gehören Pilze der Gattungen Candida, Cryptococcus, Saccharomyzes und andere. Sie befallen die Haut, aber auch innere Organe und können Systemmykosen verursachen. Hefen haben die Fähigkeit, sich in Abhängigkeit vom Milieu durch Sprossung (Teilung), Pseudomyzel- oder echte Myzelbildung zu vermehren. Sie sind für den Menschen fakultativ pathogen. Die Einteilung in perfektes (Bildung von Sexualsporen) und imperfektes (Vermehrung durch asexuelle Sporen) Stadium ist möglich.

Infektion

Die *Infektion* des Menschen erfolgt meist endogen über im Darm kolonisierte Hefen bei bestimmten prädisponierenden Faktoren. Schon Neugeborene sind häufig über die Geburtswege der Mutter kolonisiert. Die rein exogene Infektion durch Übertragung der Hefen von außen ist dagegen eher seltener.

Diagnostik

Die *Diagnostik* der Hefeerkrankungen erfolgt durch die kulturelle Untersuchung von Abstrichen, Faeces, Urin und Blut oder

Abb. 23: Pilzfäden im Kalilaugepräparat von Nagelmaterial

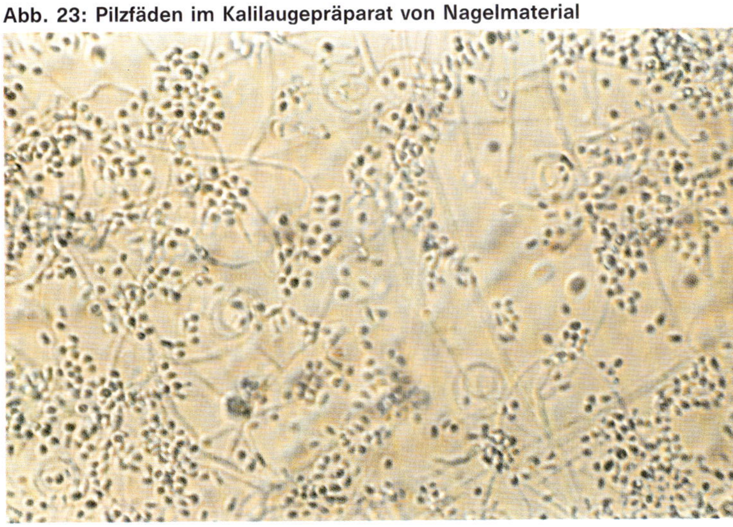

Pilzfäden im Kalilaugepräparat

durch die histologische Untersuchung von Gewebepräparaten. Kulturell sind die Erreger leicht anzüchtbar und durch verschiedene biochemische Reaktionen gut zu differenzieren. Durch den Nachweis der Keimschlauchbildung bzw. durch die Chlamydosporenbildung ist Candida albicans schnell und einfach zu differenzieren. Ergänzend dazu können Antigene in Körperflüssigkeiten direkt durch Agglutination (z. B. bei Cryptococcose im Liquor) bzw. Antikörper im Serum nachgewiesen werden.

Klinik

In Abhängigkeit vom Grad der Störung der natürlichen Abwehrlage kommt es zum Befall verschiedener Organe bis hin zur Systemmykose; die Übergänge können fließend sein. Die Symptomatik ist meist unspezifisch und somit schwer von anderen Infektionen abzugrenzen.

Therapie

Für den therapeutischen Erfolg mit verschiedenen lokal oder systemisch wirksamen Antimykotika (Tab. 27) bei schweren Erkrankungen ist die rechtzeitige Diagnosestellung und ein damit verbundener frühzeitiger Therapiebeginn von entscheidender Bedeutung.

Schimmelpilze

Schimmelpilze

Zur großen, inhomogenen Gruppe der Schimmelpilze gehören unter anderen die Gattungen Aspergillus, Penicillium, Scopulariopsis, Mucor, Cladosporium. Einige Schimmelpilze werden in der Lebensmittelherstellung genutzt, z. B. Penicillium camemberti. Andere sind bei Vorliegen bestimmter prädisponierender Bedingungen Erreger lokaler (Lungenmykosen, Otomykosen) oder Systemmykosen, können aber auch Verursacher allergischer Erkrankungen sein. Einige Schimmelpilze bilden Mykotoxine. So gibt Aspergillus flavus Aflatoxin B1 in das umgebende Medium ab, auf dem er wächst. Mykotoxine sind in hohen Dosen direkt toxisch, in niedrigeren Dosen krebserregend.

Diagnostik

Diagnostisch sind Schimmelpilze von anderen Pilzen durch die Bildung von Luftmyzel mit unterschiedlichen Strukturen, wie Mikro- und Makrokonidien, ihre Wachstumsgeschwindigkeit und Kolonieform zu unterscheiden. Bei kulturellem Nachweis ist eine Beurteilung der Pathogenität nur im Zusammenhang mit dem klinischen Bild möglich, da sie häufig auch nur als Verunreiniger im Untersuchungsmaterial vorkommen. Als Beispiel siehe das mikroskopische Bild einer Kultur von Aspergillus niger (Abb. 24).

Dimorphe Pilze (speziell)

Dimorphe Pilze

Dimorphe Pilze verursachen vor allem in den Tropen und Subtropen eine Reihe von Mykosen. Neben tiefen Mykosen der Haut (Myzetome, Chromomykose) gibt es die typischen Inhalationsmykosen wie die Histoplasmose (Histoplasma capsulatum), die Coccidioidomykose (Coccidioides immitis) und die nordamerikanische Blastomykose (Blastomyces dermatitidis),

Abb. 24: Kultur von Aspergillus niger

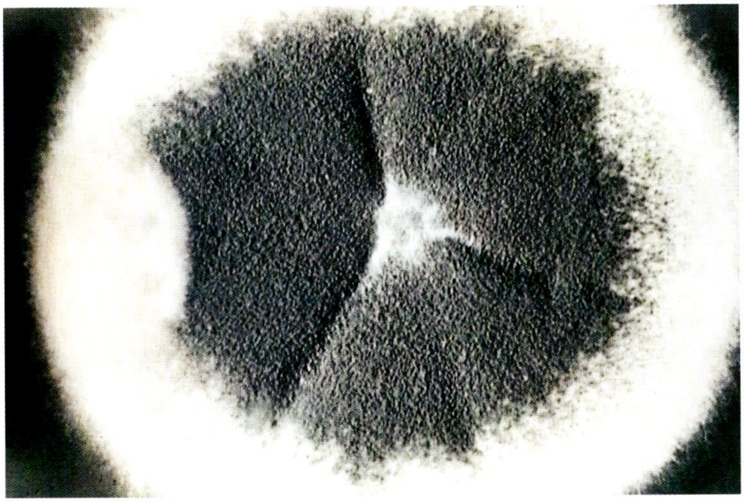

Aspergillus niger

die häufig auch mit Hauterscheinungen einhergehen. Auf die einzelnen Krankheiten wird in den speziellen Kapiteln umfassend eingegangen.

Dematiaceae

Dematiaceae (speziell)

Erreger der Gattungen Hortaea, Cladosporium, Fonsecaea, Alternaria, Madurella u. a. sind Schwärzepilze, die in vitro melanisierte Hyphen bilden und in vivo als dunkle Hyphen und hefeähnliche Zellen zu erkennen sind. Sie sind meist als Saprophyten bzw. Erreger von Pflanzenerkrankungen, selten als Erreger opportunistischer Infektionen nach Verletzungen und bei immunsupprimierten Patienten nachzuweisen. Erkrankungen des Menschen sind u. a. die Phäohyphomykose, die Chromomykose (Abb. 25) und das Myzetom.

Abb. 25: Chromomykose

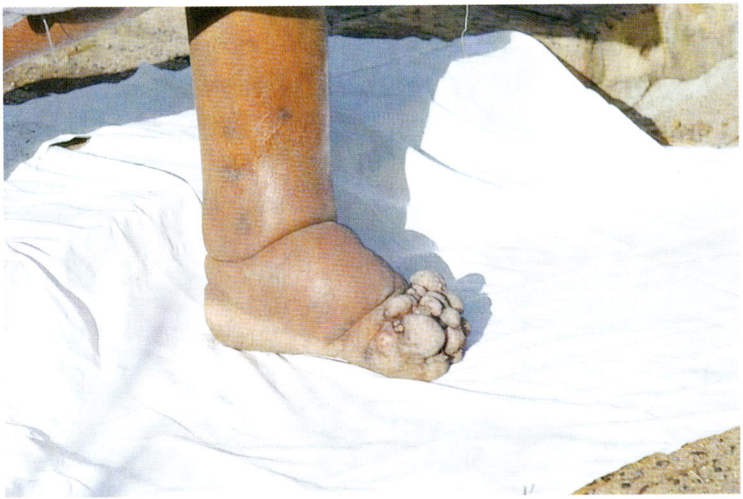

Chromomykose

18. Impfstoffe

(H. D. Brede)

Das 20. Jahrhundert brachte vorübergehend einen erheblichen Rückgang fast aller Infektionskrankheiten. Dies war in Ländern mit steigendem Lebensstandard vor allem verbesserter Hygiene und der Entwicklung von Impfstoffen zu verdanken. Seit etwa 15 Jahren ist diese Entwicklung rückläufig. Man glaubte zu früh, Herr über die Infektionskrankheiten geworden zu sein. Zur Zeit treten wie nie zuvor Salmonellosen in Zentraleuropa auf. Dazu kommen neue Krankheiten: AIDS, Lyme-Krankheit, Legionellose, Allergien in noch nie dagewesenem Ausmaß und alte Seuchen machen sich wieder bemerkbar (Tuberkulose, Scharlach, rheumatische Erkrankungen und in weiten Teilen der Welt wieder Cholera und Malaria). Um so wichtiger wird der Einsatz und die Entwicklung von Impfstoffen, die im Gegenstandskatalog der deutschen medizinischen Fakultäten nicht erwähnt werden. Dazu kommt, daß auch Zentraleuropa durch den schnellen Reiseverkehr mit allen Krankheiten, die auf der Welt vorkommen, sporadisch und weitgehend unvorbereitet konfrontiert wird.

Impfstoffe können für die Praxis folgendermaßen eingeteilt werden:

Lebendimpfstoffe

- Lebendimpfstoffe mit vermehrungsfähigen, attenuierten (abgeschwächten) Erregern

Totimpfstoffe

- inaktivierte Impfstoffe (Totimpfstoffe) aus nicht vermehrungsfähigen Viren, Bakterien oder Teilen davon

Toxoidimpfstoffe

- Toxoidimpfstoffe

gentechnisch produzierte Impfstoffe

- gentechnisch hergestellte Impfstoffe

Lebendimpfstoffe sind Vollkeimvakzinen, deren Viren oder Bakterien durch Gewebepassagen ihre Virulenz verloren, jedoch Immunogenität und Vermehrungsfähigkeit behalten haben. Sie bewirken eine lang dauernde, in einigen Fällen lebenslange Immunität. Zu dieser Gruppe gehören die wichtigsten Viruslebendimpfstoffe (Masern, Mumps, Röteln und Poliomyelitis). Sie zeichnen sich alle durch gute Verträglichkeit aus. Bakterielle Lebendimpfstoffe sind BCG und der Schluckimpfstoff gegen Thyphus abdominalis.

Inaktivierte Impfstoffe sind die klassischen Toxoidimpfstoffe gegen Diphtherie und Tetanus, die meisten bakteriellen Impfstoffe (Pertussis, Hämophilus influenzae b, Pneumokokken, Meningokokken) und die Virusimpfstoffe gegen Hepatitis-A, Hepatitis-B, Influenza, Tollwut und FSME. Bei diesen Impfstoffen sind zum Aufbau einer Immunität 2-3 Impfdosen (Grundimmunisierung) und zur Erhaltung eines Impfschutzes Auffrischimpfungen (meist nach 3 Jahren) erforderlich. Eine Auflistung der wichtigsten Impfstoffe findet sich in Tabelle 31.

Vakzine

Das Wort *Vakzine* kommt von Vaccinia, dem Kuhpokkenvirus (vacca = Kuh), das gegen die echten Pocken schützte. Vakzinen unterscheiden sich von spezifischen Antikörpern, die eine zeitlich begrenzte *passive Immunität* vermitteln, dadurch, daß durch den Impfstoff die Selbsterzeugung von Antikörpern, bei der Erstimpfung meist nach etwa 9 Tagen, bei einer Auffrischimpfung innerhalb von 2 Tagen, angeregt wird.

passive Immunität

Eine Impfung soll also in gesunden Tagen gegeben werden, um Antikörper zu bilden, die dann – im Falle einer Infektion – bereit stehen, so daß diese wie eine Auffrischimpfung wirkt und Antikörper innerhalb von 48 Stunden in zunehmendem Maße zur Verfügung stehen.

Schutzzeiten von Vakzinen

Impfstoffe schützen nicht ein Leben lang. Als Faustregel gilt: Lebendimpfstoffe schützen mindestens 10 Jahre, Totimpfstoffe jedoch nur 3-5 Jahre lang, so daß hier alle 3-5 Jahre eine Auffrischimpfung (eine einzige Verabreichung des Impfstoffes!, keine Wiederholung der Erstimpfung, die meist aus mehreren Gaben besteht!) zu empfehlen ist. Eine Ausnahme bei den Totimpfstoffen bilden Tetanus- und Diphtherie-Impfungen, die als Toxoid-Impfungen ebenfalls 10 Jahre lang schützen und bei zu schnellen Wiederholungen zu Überempfindlichkeiten führen können. Tabelle 30 gibt einen Überblick über Lebend- und Tot-Impstoffe.

Immunantwort

Die Immunantwort auf Lebend-Vakzinen verläuft anders als die auf Tot-Impfstoffe. Abbildung 26 soll die Unterschiede deutlich machen.

Lebend- und Tot-Impfstoffe

Tab. 30: Vergleich zwischen Lebend- und Tot-Impfstoffen

Lebend	Tot
muß abgeschwächt sein	kann aus virulenten Keimen hergestellt werden
nur eine Gabe *)	mehrfache Verabreichung
geringe Keimzahl	hohe Keimzahl erforderlich
unstabil	stabil
kann auf Ungeimpfte übergehen	Übergang auf andere Personen unmöglich
schützt > 10 Jahre	schützt 3-5 Jahre **

*) Ausnahme: Polio oral: enthält 3 Typen und muß 3 mal verabreicht werden
**) Ausnahme: Tetanus und Diphtherie schützt 10 Jahre

Vakzine-Typen

Tab. 31: Vakzine-Typen

Ausgangsstoff	Lebend-Impfstoffe	Tot-Impfstoffe
Virus	Gelbfieber Masern Mumps Poliomyelitis (Sabin) Röteln	Hepatitis A Hepatitis B Influenza Poliomyelitis (Salk) Rabies (human diploid cell) Varicella-zoster
Bakterien	BCG Typhus abdominalis	Cholera Keuchhusten
Bakterien Polysaccharide		Haemophilus influenzae b Meningokokken A und C Pneumokokken
Bakterien Toxide		Diphterie Tetanus

Immunantworten

Abb. 26: Vergleich der Immunantworten auf Lebend- und Tot-Impfstoffe
Lebend-Vakzine: Immunantwort auf sich vermehrende Antigene
Tot-Vakzine: Immunantwort auf 3 Antigendosen, die sich nicht vermehren

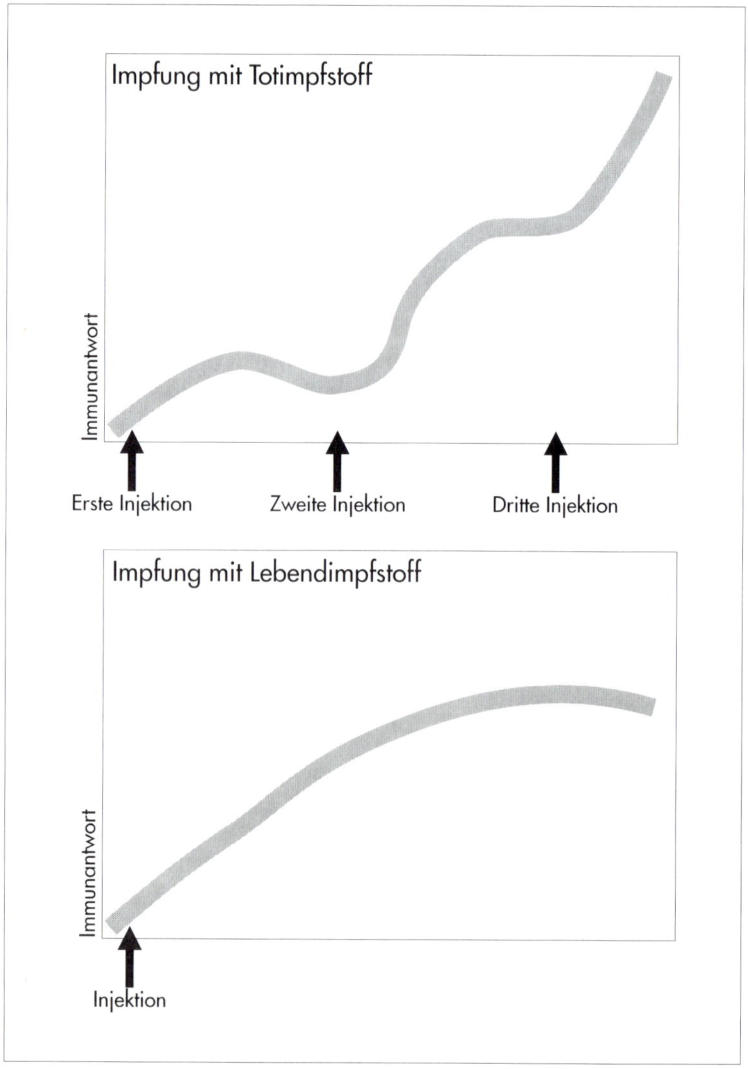

Einen Impfzwang gibt es in Deutschland nicht. Ein Drittel der Bundesbürger bezeichnen ihre Haltung zu Schutzimpfungen als „indifferent". Nur 9% stufen sie als „sehr positiv" ein. Diese Haltung ist eigentlich unverständlich und sehr gefährlich, denn schon gebannt geglaubte Gefahren können durch diese Haltung erneut auftauchen.

Die ständige Impfkommission des Bundesgesundheitsamtes gibt die in Tabelle 32 aufgeführten Impfempfehlungen heraus.

Impfkomplikationen

Impfkomplikationen

Allergische Komplikationen sind theoretisch bei allen Impfungen möglich, die wiederholt gegeben werden. Toxische Effekte können mit den alten formalinisierten Impfstoffen gegen Typhus, Paratyphus und Cholera auftreten.

Die alte, heute nicht mehr angewandte Pocken-Impfung konnte Foeten töten. Impfungen sind bei immundefizienten Menschen nicht angebracht. HIV-Positive können, solange sie noch mehr als 350 CD4-Zellen pro mm^3 besitzen, mit allen Totimpfungen geschützt werden. Impfschäden sind in der Vergangenheit oft übertrieben worden. Sie sind tatsächlich extrem selten und weiter zu vermeiden, indem man jeden Impfling vor der Impfung gründlich untersucht und Kinder mit Ekzemen, Fieber oder Otitis media von der Impfung zurückstellt, bis die Krankheitssymptome 6 Wochen überwunden sind. Vor jeder Impfung eines Kleinkindes sollte eine Ohrenspiegelung durchgeführt werden. Kinder mit Krampfneigung sind ebenfalls von der Impfung zurückzustellen.

Nach synthetischen Impfstoffen wird eifrig Ausschau gehalten. Bis jetzt schützen sie jedoch meist nicht lange. Auch rekombinante Impfstoffe sind zwar ausgesprochen sicher, schützen aber zeitlich auch nur kurzfristig, kaum länger als 3 Jahre, oft kürzer; deshalb sind Kontrolluntersuchungen angebracht.

Impfempfehlungen

Tab. 32: Impfempfehlungen der Ständigen Impfkommission des Bundesgesundheitsamtes

Ab 3. Lebensmonat:	Diphtherie – Keuchhusten – Tetanus 3 x im Abstand von 4 Wochen Haemophilus influenzae b (HIb), 2 x im Abstand von mindestens 6 Wochen Poliomyelitis, 2 x Schluckimpfung im Abstand von mindestens 6 Wochen
Ab 15. Lebensmonat:	Masern, Mumps, Röteln; Haemophilus influenzae b (HIb): 3. Impfung Poliomyelitis, 3. Schluckimpfung Diphtherie – Keuchhusten – Tetanus: 4. Impfung
Ab 6. Lebensjahr	Nachimpfungen, außer gegen Keuchhusten und HIb Tetanus – Diphtherie: Auffrischimpfung Masern – Mumps – Röteln: Wiederimpfung
Ab 10. Lebensjahr:	Poliomyelitis: Auffrischimpfung
11.-15. Lebensjahr:	Röteln für alle Mädchen Tetanus und Diphtherie: Auffrischimpfung
Auffrischimpfungen:	Alle 10 Jahre für Poliomyelitis, Tetanus und Diphtherie bis zum Lebensende

19. Infektionskontrolle

(H. D. Brede)

In entwickelten Ländern unterstehen alle Infektionskrankheiten, ihre Diagnose und Behandlung einer staatlichen Kontrolle, die jedoch von Land zu Land Unterschiede aufweist. Mit dem allmählichen Zusammenwachsen der staatlichen Einheit von Europa ist hier noch viel Arbeit zu leisten, um zu einer Harmonisierung zu kommen.

Bundesgesundheitsamt

Paul Ehrlich Institut (PEI)

In Deutschland gibt es zwei unabhängige obere Bundesbehörden: **das Bundesgesundheitsamt (BGA) und das Paul Ehrlich Institut (PEI), Bundesamt für Sera und Impfstoffe**. Das Bundesgesundheitsamt ist für Arzneimittel zuständig und läßt sie durch Kommissionen aufarbeiten. Zusätzlich besitzt das BGA Spezialinstitute, die praktisch alle Fragen der Hygiene, Ernährung und Lebensmittel behandeln können. Die Befugnisse des BGA gehen also sehr weit. Hinsichtlich der Arzneimittelüberwachung ist es in wesentlichen Teilen eine reine „Schreibtischbehörde“. Das PEI vollzieht im Gegensatz zum BGA die einzelnen Herstellungsschritte mit oder ohne Hilfe des Herstellers nach, führt also eine wesentlich striktere Kontrolle für *spezifische* Biologika durch. Dies ist in Anbetracht der Sicherheit von Impfstoffen verständlich. Sowie ein biologisches Arzneimittel jedoch nicht als spezifisch deklariert wird, fällt es unter die Zuständigkeit des Bundesgesundheitsamtes. Dadurch ergibt sich eine „Grauzone“ z. B. für Interferone, Interleukine und andere Biologika, die nicht als spezifisch deklariert werden. Dies trifft auch auf Antiseren zu, soweit sie keine spezifische Indikation haben.

Förderalistische Kontrollfunktion

Gesundheitsfragen sind in Deutschland jedoch grundsätzlich „Ländersache“. Die beiden oben genannten Bundesoberbehörden beraten die Ministerien. Die Ausführung der Gesundheitskontrolle liegt in den Händen der Bundesländer, die sich hierzu ihrer Gesundheitsämter und ihrer Arzneimittelabteilungen bei den jeweiligen Regierungspräsidenten bedienen.

WHO

Weltweit besonders unterschiedlich von Land zu Land sind die staatlichen epidemiologischen Erhebungen, die von der W. H. O. zusammengefasst werden. Hier ist das Beispiel der „Centers for Disease Control“ (CDC) in den U.S.A. vorbildlich. Es soll deshalb kurz geschildert werden:

Während des zweiten Weltkrieges wurde in Atlanta, Georgia, eine kleine Einheit zum Schutz von Militärbasen gegen Malaria gegründet. Nach dem zweiten Weltkrieg erhielt diese Einheit weitere Aufgaben und entwickelte sich allmählich zum „Communicable Disease Center“, das den einzelnen Bundesländern, die für die Gesundheitsfragen zuständig sind, bei Problemen helfen soll, die diese Länder allein nicht lösen können. Über die Jahre entstanden weitere Institute, so daß CDC jetzt für „Centers of Disease Control“ steht. So entstand 1951 der „Epidemic Intelligence Service“ (EIS), der seit 1960 weltweit eine entscheidende Rolle bei der Ausrottung der Pocken spielte. Zwischen 1970 und 1975 wurden weitere Programme und Einheiten für Ernährungsfragen, Rauchen, Berufskrankheiten und Zahngesundheit gegründet. Die CDCs wurden seit 1980 zur bedeutendsten Gesundheits-Vorsorge-Einrichtung der Vereinigten Staaten. Unter anderem überzogen die CDCs das gesamte U.S. Bundesgebiet mit „Pilot-Praxen“, die auf freiwilliger Basis ein Netzwerk als Meldesystem für Infektionskrankheiten und für Volksgesundheitsprobleme aller Art bilden. 1988 wurde eine zusätzliche Laboreinheit für 23 Millionen Dollar errichtet, die sich mit Hochsicherheits-Virologie beschäftigt. Hier wird an Marburg-, Ebola-, Lassa-, Junin-, Machupo- und Krim-Kongo-Hämorrhagischem Fieber gearbeitet.

„Centers of Disease Control“ (CDC) USA

CDC-Ziele

Bis zum Jahre 2000 wollen die CDCs die folgenden Ziele erreichen:

– HIV-Infektionen

- Der weitere Anstieg von HIV (AIDS)-Infektionen soll gebremst werden; jährlich sollen dann nicht mehr als 98.000 neue Fälle auftreten. Diese Zahl entspricht der HIV-Inzidenz, die für 1993 erwartet wird. Der Gebrauch an Kondomen soll sich bis zum Jahre 2000 verdreifachen, 95% aller Jugendlichen sollen bis dahin bestens über HIV und die Verhütung von AIDS informiert sein.

– chronische Krankheiten

- Zur Vermeidung chronischer Krankheiten soll bis 2000 erreicht werden, daß höchstens 15% der Erwachsenen im Alter über 20 Jahren noch rauchen. Man erstrebt die „rauchlose Gesellschaft“. Gleichzeitig beabsichtigt man, durch Vorsorgeuntersuchungen Krebs- Erkrankungen einzudämmen.

– Impfprogramme

- Impfprogramme sollen intensiviert werden. Es ist beabsichtigt, alle Kinder gegen alle Krankheiten, gegen die man immunisieren kann, zu impfen. Ältere Menschen sollen zunehmend gegen Influenza und Pneumonie immunisiert werden. Risikogruppen sollen allgemein gegen Hepatitis-B geimpft werden. Für das Jahr 2000 erstrebt man die Ausrottung von Diphtherie, Tetanus, Masern, Poliomyelitis und Röteln.

– Arbeitsplatz-Sicherheit

– Sicherheit und Gesundheit am Arbeitsplatz sollen verbessert werden. Zur Zeit sterben jährlich etwa 8000 Arbeiter in den USA durch Unfälle am Arbeitsplatz.

– Umwelt

– Die Umwelt soll weitgehender geschützt werden.

– Gewaltverbrechen

– Gewaltverbrechen, die zur Zeit mehr Amerikaner im Alter zwischen 1 und 44 Jahren als alle Krankheiten töten, sollen verringert werden. Hierzu gehört besonders die Bekämpfung des Alkoholismus, Gewaltverbrechen an Minderheiten, Hausfriedensbruch und Selbstmord von Jugendlichen.

Die Centers for Disease Control sind bis jetzt eine einmalige Einrichtung in der Welt. Es lohnt sich, sie zu kopieren.

Inkubationszeiten der Infektionskrankheiten

Die Inkubationszeiten hängen von der Anzahl der infizierenden Keime ab. Dementsprechend sind sie mit der Mindest- und der Maximalzeit angegeben, die zwischen der Aufnahme der Infektionserreger und dem Ausbruch klinischer Symptome verstreicht. Mögliche Extremwerte sind in Klammern angegeben. Bei einigen Krankheiten, vor allem bei opportunistischen Infektionen, läßt sich die Inkubationszeit nicht bestimmen, weil die betreffenden Keime bereits im Körper vorhanden sind, jedoch nicht aktiv auftreten. Der Übersichtlichkeit halber sind die wichtigsten dieser Krankheiten ebenfalls in der Tabelle aufgeführt.

Krankheit	in Tagen
Abdominaltyphus	7-21
Adenovirus-Infektionen	5-7-10
Aktinomykose	nicht festlegbar
Amöbendysenterie	unbestimmt
Ancylostomiasis	5-6 Wochen
Ascariasis, Bronchialsymptome	10-12
Ascariasis, geschlechtsreife Parasiten	6-8 Wochen
Aspergillose	unbekannt
Bazillenruhr	2-7
Bilharziose (Schistosomiasis)	6-8 Wochen
Botulismus	2-48 Stunden
Brucellosen	8-20 (und mehr)
Campylobacter	3-5
Candida Mykosen	unbekannt
Chagas-Krankheit	10-30
Chlamydien-Infektionen	6-10
Cholera	1-4
Choriomeningitis	6-13 (bis 21)
Coli-Infektionen	5-10
Coxsackie	3-5
Cytomegalia	3-5 Wochen
Denguefieber	5-6
Diphtherie	2-5
Dreitagefieber (Roseola infantum)	3-7
Ebolaviruskrankheit	4-16-21
Echinokokkose	sehr unterschiedlich
ECHO-Virusinfektionen	1-3 (bis 12)
Encephalitis lethargica	9-13
Encephalitis postvaccinalis	9-13
Enterobacteriaceae	Stunden - 3 Tage
Epidemische Genickstarre	1-4
Erysipel (Hautentzündung am 1. bis 2. Tag der Krankheit)	1-4
Favus	nicht bekannt
Febris quintana (Wolhynisches Fieber)	12-35
Febris recurrens (Rückfallfieber)	2-12
Fleckfieber	9-14
FSME-Zeckenenzephalitis	3-14
Gardnerella vaginalis	unbekannt

Krankheit	in Tagen
Gasbrand:	
C. novyi	5-6
C. perfringens	5-48 Stunden
C. histolyticum	2-3
C. septicum	1-3
Gelbfieber	3-6
Giardiasis	9-14
Gonorrhoe	2-7
Haemophilus influenzae	2-5
Haemorrhagische Fieber	3-46
Hepatitis (siehe Virus-Hepatitis)	
Herpes simplex und genitalis	2-12
Histoplasmose	5-18
Impetigo contagiosa	2-10
Infektiöse Gelbsucht	14-350
Influenza	1-3
Kala-Azar	10 Tage-2 Jahre
Kawasaki Syndrom	unbekannt
Keuchhusten (Pertussis)	7-14
Kinderlähmung	9-17
Kryptokokkose	unbekannt
Kryptosporidiose	unbekannt
Lassa Fieber	1-3 Wochen
Legionellose	2-10
Lepra	0,5 Jahr bis Jahrzehnte
Leptospirosen	6-14
Listeriose	unbekannt
Lungenentzündungen	2-14
Lyme Borreliose	6-32
Lymphoreticulosis benigna (Katzenkratzkrankheit)	3-14
Lymphozytose, akute infektiöse	12-21
Malaria tertiana und quartana	10-20
Malaria tropica	7-14
Maltafieber	6
Marburg Viruskrankheit	3-9
Masern (Ausschlag am 3. Krankheitstag)	9-14
Maul- und Klauenseuche	3-18
Meningitiden (bakteriell)	2-7
Meningitis cerebrospinalis	4-5

Krankheit	in Tagen
Milzbrand	1-3
Mumps (Ohrspeicheldrüsenentzündung am 1. Krankheitstag)	18-21
Mykoplasma-Infektionen	15-25
Nicht tuberkulöse Mykobakterien (MOTT)	+/– 3 Wochen
Nocardiose	unbekannt
Ornithose	7-14
Oxyuriasis	2 Wochen
Pappatacifieber	2-8
Parainfluenza-Virus-Infektionen	2-6
Parapertussis	6-20
Paratyphus A,B und C	9-14
Pertussis (Keuchhusten)	7-14
Pest	
Bubonenpest	2-12
Lungenpest	1-2
Pfeiffersches Drüsenfieber	8-21
Pneumokokkeninfektionen	nicht festzulegen
Pneumozystis carinii	nicht festzulegen
Pocken (Ausschlag am 4. Krankheitstag)	9-13
Poliomyelitis	2-10
Pseudomembranöse Colitis	nicht bekannt
Pseudomonas-Infektionen	10-14
Psittakose	8-14
Q-Fieber	2-3 Wochen
Reo-Virus-Infektionen	1-4
Rhino-Virus-Infektionen	1-3
Rift-Valley-Fieber	4-6
Ringelröteln	(6)-13-17
Rota-Virus-Infektionen	bis zu 48 Stunden
Röteln, Rubeola (Ausschlag am 1. Krankheitstag)	18
Rotz (Malleus)	3-8
RS-Virus-Infektion	1-10
Salmonellosen	0,5-8
Scabies	3-5 Wochen
Scharlach (meistens)	4-7
Scharlach (Ausschlag am 2. Krankheitstag)	2-8
Schlafkrankheit	14-28
Serumkrankheit	6-10

Krankheit	in Tagen
Shigella-Dysenterie	2-7
Staphylokokken-Infektionen	1 Tag bis viele Wochen
Starrkrampf (Tetanus)	4-16 – selten länger
Streptokokken-Angina	2-5-8
Streptokokken-Infektionen	3-4
akutes Rheumatisches Fieber	18
Strongyloidiasis	2-3 Wochen
Syphilis, 1. Inkubationsstadium zwischen Infektion und Auftreten des harten Schankers	10-21
Syphilis, 2. Inkubationsstadium zwischen Auftreten des harten Schankers und Ausbruch der Rosela und der anderen sekundären Erscheinungen	21-50
Taeniasis	8-10 Wochen
Tetanus (Starrkrampf)	4-16 – selten länger
Tinea (Pilz-Infektionen (Haut, Nägel, Haare)	nicht bekannt
Tollwut, Lyssa, Rabies	14 Tage bis mehrere Monate
Toxisches Schock Syndrom (TSS)	nicht zu bestimmen
Toxoplasmose	2-8 (und mehr)
Trachom	8-14
Trichinose	1-43
Trichomonas vaginalis	5-28
Trichuriasis	ca. 3 Wochen
Tripper (Gonorrhoe)	2-7
Tuberkulose	ab 18-56 Tage
Tularämie	3-10-60
Varicellen (Bläschenausschlag sofort am 1. Tag)	14-21
Vierte Krankheit, Erythema infectiosum (Ausschlag am 1. Krankheitstag)	14-21
Virus-Hepatitis	
Hepatitis A	2-6 Wochen
Hepatitis B	2-6 Monate
Hepatitis C	2-6 Wochen
Hepatitis D	2-6 Monate
Hepatitis E	2-6 Wochen
Weicher Schanker	1-2
Windpocken	14-21
Wolhynisches Fieber	20-24
Wundrose	1-8
Yersiniose	bis 10 Tage
Zygomykose	unbekannt
Zystizerkose	Wochen bis Monate

Nachweis von Infektionskrankheiten mit Hilfe der PCR

Die PCR (siehe Seite 88 ff) ermöglicht frühzeitigere Diagnosen und wird deshalb in den nächsten Jahren an Bedeutung zunehmen. Zur Zeit sind die folgenden PCR-Reaktionen in dafür eingerichteten Laboratorien durchführbar:

Erreger	Krankheitsbild
Bakterien	
Bordetella pertussis	Keuchhusten
Borrelia burgdorferi	Lyme-Krankheit
Chlamydia trachomatis *	Entzündung des Genitalbereiches
Haemophilus influenzae	Hirnhautentzündung
Helicobacter pylori	Magenschleimhautentzündung
Legionella pneumophila	Legionärskrankheit
Mycobacterium tuberculosis * *	Tuberkulose
Mycobacterium leprae	Lepra
Mycobacterium pneumoniae	atypische Lungenentzündung
Neisseria gonorrhoeae * *	Gonorrhoe
Neisseria meningitidis	Typhus
Shigella dysenteriae	Bakterienruhr
Treponema pallidum	Syphilis
Viren	
Hepatitis B/C-Viren (HBV, HCV) * *	Leberentzündung, Leberkarzinom
Human Immunodeficiency Virus Virus (HIV-1, HIV-2) *	AIDS
Human T-Cell Lymphotropic Virus (HTLV-1, HTLV-2) *	z.B. akute T-Zell-Leukämie
Papilloma-Viren	einige Untergruppen assoziiert mit Zervixkarzinom
Zytomegalie-Virus * *	Zytomegalie
Protozoen	
Entamoeba histolytica	Amoebenruhr
Giardia lamblia	Darminfektion/Durchfall
Plasmodium falciparum	Malaria-tropica
Pneumocystis carinii * *	AIDS-assoziierte Infektion
Toxoplasma gondii	Toxoplasmose
Pilze	
Candida albicans	verschiedene Mykosen
Coccidioides immitis	grippeartige Symptome
Cryptococcus neoformans	z.B. Hirnhautentzündung

* PCR-Diagnostik-Kit auf dem Markt

* * Kit in Kürze erhältlich

Index

Namen von Personen und wissenschaftlich gebräuchliche Abkürzungen sind in Großbuchstaben angegeben.